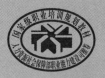

国家职业技能等级认定培训教程
国家基本职业培训包教材资源

眼镜定配工

（初级）

编审委员会

主 任　刘　康　张　斌
副主任　荣庆华　冯　政
委　员　葛恒双　赵　欢　王小兵　张灵芝　吕红文　张晓燕　贾成千
　　　　高　文　瞿伟洁

本书编审人员

主　编　黎莞萍　邱新兰
编　者　黎莞萍　邱新兰　任文雅　党艳霞　叶铖沛
审　稿　齐　备　秦英瑞　阚　震

 中国人力资源和社会保障出版集团

 中国劳动社会保障出版社　　中国人事出版社

图书在版编目（CIP）数据

眼镜定配工：初级 / 中国就业培训技术指导中心组织编写. -- 北京：中国劳动社会保障出版社：中国人事出版社，2021

国家职业技能等级认定培训教程

ISBN 978-7-5167-3409-4

Ⅰ.①眼… Ⅱ.①中… Ⅲ.①眼镜检法 – 职业技能 – 鉴定 – 教材 Ⅳ.①R778.2

中国版本图书馆 CIP 数据核字（2021）第 074883 号

中国劳动社会保障出版社
中国人事出版社 出版发行

（北京市惠新东街 1 号　邮政编码：100029）

*

三河市华骏印务包装有限公司印刷装订　新华书店经销

787 毫米 ×1092 毫米　16 开本　11.75 印张　192 千字

2021 年 6 月第 1 版　2023 年 7 月第 2 次印刷

定价：36.00 元

营销中心电话：400-606-6496

出版社网址：http://www.class.com.cn

前　言

为加快建立劳动者终身职业技能培训制度，大力实施职业技能提升行动，全面推行职业技能等级制度，推进技能人才评价制度改革，促进国家基本职业培训包制度与职业技能等级认定制度的有效衔接，进一步规范培训管理，提高培训质量，中国就业培训技术指导中心组织有关专家在《眼镜定配工国家职业技能标准（2018 年版）》（以下简称《标准》）制定工作基础上，编写了眼镜定配工国家职业技能等级认定培训教程（以下简称眼镜定配工等级教程）。

眼镜定配工等级教程紧贴《标准》要求编写，内容上突出职业能力优先的编写原则，结构上按照职业功能模块分级别编写。该等级教程共包括《眼镜定配工（基础知识）》《眼镜定配工（初级）》《眼镜定配工（中级）》《眼镜定配工（高级）》《眼镜定配工（技师）》5 本。《眼镜定配工（基础知识）》是各级别眼镜定配工均需掌握的基础知识，其他各级别教程内容分别包括各级别眼镜定配工应掌握的理论知识和操作技能。

本书是眼镜定配工等级教程中的一本，是职业技能等级认定推荐教程，也是职业技能等级认定题库开发的重要依据，已纳入国家基本职业培训包教材资源，适用于职业技能等级认定培训和中短期职业技能培训。

本书在编写过程中得到中国眼镜协会、广州市财经商贸职业学校、北京市商业学校等单位的大力支持与协助，在此一并表示衷心感谢。

中国就业培训技术指导中心

目 录 CONTENTS

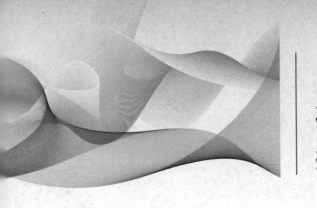

培训模块 一
接单

内容结构图

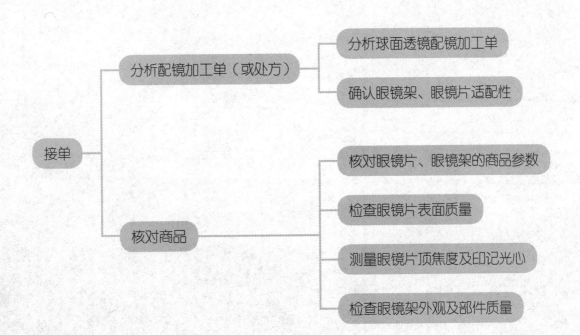

培训项目 1

分析配镜加工单（或处方）

培训单元 1　分析球面透镜配镜加工单

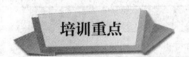

能分析球面透镜配镜加工单内容、格式的准确性及规范性。

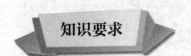

一、球面透镜配镜加工单（或处方）的内容、格式

1. 验光处方的内容

验光处方是眼镜定配的重要依据，由眼镜验光员完成。眼镜定配工应准确无误地理解验光处方的内容，并掌握验光处方的书写规范，这对正确开具配镜订单非常重要。验光处方包括以下内容：

（1）顾客资料

顾客资料包括顾客的姓名、性别、年龄、职业、验光日期及联系方式（电话或邮箱）。

（2）配镜数据

配镜数据是反映顾客的眼的屈光状态、瞳孔距离（简称瞳距）及配镜的使用目的等的数据。

一般情况下，眼的屈光状态是通过验光处方具体的矫正度数来体现的，负球

3

镜用于矫正近视，正球镜用于矫正远视或老视（老花）；负柱镜和正柱镜分别反映近视散光和远视散光；轴向表明散光出现的方位。处方的瞳距分为远用瞳距、近用瞳距，有的还写明中用瞳距，处方的瞳距数据决定配镜的光心距。配镜的使用目的一般分为远用和近用。年轻人根据远用屈光度配镜，配好的眼镜既可视远也可视近；老年人根据远用屈光度配镜，眼镜视远清楚，视近不清楚，只适用于视远。近用顶焦度说明出现老视，需要佩戴只限近距离使用的近用眼镜。

（3）其他记录

验光处方一般还有顾客的视力（裸眼视力、矫正视力）记录及验光员的签名。

2. 验光处方的名词术语及缩写

验光处方的名词术语及缩写见表1-1。

表1-1　验光处方的名词术语及缩写

中文	英文	缩写	中文	英文	缩写
处方	prescription	RX	瞳距	pupillary distance	PD
远用	distance visual	DV	三棱镜	prism	P、Pr
近用	nigh visual	NV	棱镜度	prism distance	△
右眼	right eye	RE	基底向内	base in	BI
左眼	left eye	LE	基底向外	base out	BO
右	right	R	基底向上	base up	BU
左	left	L	基底向下	base down	BD
双眼	both eye	BE	追加（下加）	addition	Add
视力	vision	V	平光	plano	PL
矫正视力	corrected vision		接触镜	contact lens	CL
球面	spherical	Sph	右眼	oculus dexter（拉丁文）	OD
柱面	cylindrical	Cyl	左眼	oculus sinister（拉丁文）	OS
轴	axis	Ax	双眼	oculus unati（拉丁文）	OU
屈光度	diopter	D			

3. 验光处方的格式

（1）表格式处方

表1-2为单一远用表格处方。处方远用格屈光度数据表明两眼屈光不正度数，分别为远视 +1.50 D、+1.25 D。

表1-2　单一远用表格处方

姓名　李××　　年龄　　　　职业　　　　日期　2020　年　8　月　16　日

		球镜 SPH	柱镜 CYL	轴位（向） AXIS	棱镜 PRISM	基底 BASE	矫正视力 corrected vision
DISTANCE 远用	右（R）	+1.50					1.0
	左（L）	+1.25					1.0

瞳距（PD）：　61　mm　　　　　　　　　　　　验光师：×××

表1-3为远用近用两用表格处方。处方远用格屈光度数据表明两眼屈光不正度数，近用格屈光度数据表明因出现老视所需的近用眼镜顶焦度。

表1-3　远用近用两用表格处方

姓名　陈××　　年龄　53　　职业　　　　日期　2020　年　8　月　16　日

		球镜 SPH	柱镜 CYL	轴位（向） AXIS	棱镜 PRISM	基底 BASE	矫正视力 corrected vision
远用 DV	右眼 OD	−1.50					1.0
	左眼 OS	−1.25					1.0
近用 NV	右眼 OD	+0.50					1.0
	左眼 OS	+0.75					1.0

瞳距（PD）：远用　64　mm　　　　近用　60　mm　　　　验光师：×××

表1-4为单一近用表格处方。处方近用格屈光度数据表明两眼因出现老视所需的近用眼镜顶焦度。

表1-4　单一近用表格处方

姓名　王××　　年龄　　　　职业　　　　日期　2020　年　8　月　16　日

		球镜 SPH	柱镜 CYL	轴位（向） AXIS	棱镜 PRISM	基底 BASE	矫正视力 corrected vision
Nigh 近用	右（R）	+1.00					1.0
	左（L）	+1.00					1.0

瞳距（PD）：　60　mm　　　　　　　　　　　　验光师：×××

表1-5为远用与下加度表格处方。处方远用格屈光度数据表明两眼屈光不正度数，下加格屈光度数据表明因出现老视需在远用顶焦度基础上增加 +1.50 D 为近用顶焦度，即近用眼镜顶焦度分别为 −1.00 D、−0.25 D。

表1-5　远用与下加度表格处方

姓名　张××　　　年龄　　　　　职业　　　　　日期　2020　年　8　月　16　日

		球镜 SPH	柱镜 CYL	轴位（向） AXIS	棱镜 PRISM	基底 BASE	矫正视力 corrected vision
远用 DV	右眼 R	−2.50					1.0
	左眼 L	−1.75					1.0
下加 Add	右眼 R	+1.50					1.0
	左眼 L	+1.50					1.0

瞳距（PD）：远用　66　mm　　　　　近用　62　mm　　　　　验光师：×××

表1-6为远距用、中距用与近距用合一的表格处方。处方远距离格与近距离格分别填写因屈光不正及出现老视所需阅读焦度的屈光度数据，而中距离格屈光度数据是在大于阅读距离按一定要求所需要的顶焦度。与中距离使用顶焦度配合的瞳距为中用瞳距。

表1-6　远距用、中距用与近距用合一的表格处方

姓名　蔡××　　　年龄　　　　　职业　　　　　日期　2020　年　8　月　16　日

		球镜 SPH	柱镜 CYL	轴位（向） AXIS	棱镜 PRISM	基底 BASE	矫正视力 corrected vision
远距离	右 R						
	左 L						
中距离	右 R	+0.75					1.0
	左 L	+0.75					1.0
近距离	右 R						
	左 L						

瞳距（PD）：远用　　　　mm　　中用　62　mm　　近用　　　　mm　　验光师：×××

（2）便笺式处方

便笺式处方虽然简略，但书写要求与表格式处方相同。下面以球面透镜处方的书写为例进行说明。

1）两眼分别写出顶焦度数据，三种写法如下：

远用　右眼：−2.00 D

　　　左眼：−1.50 D；　瞳距：60 mm

DV　　RE：−2.00 D　　或　R：−2.00 D

LE：–1.50 D　　或　L：–1.50 D；　　PD：60 mm

DV　　OD：–2.00 D

　　　OS：–1.50 D；　　PD：60 mm

2）双眼度数相同直接写顶焦度数据，三种写法如下：

远用　双眼：+2.00 DS　　瞳距：60 mm

DV　　BE：+2.00 DS　　PD：60 mm

DV　　OU：+2.00 DS　　PD：60 mm

二、眼镜片的分类和性能

1. 按眼镜片的材料分类

（1）光学玻璃眼镜片

光学玻璃眼镜片包括光学白片、UV 光学白片、光学克赛片、光学克斯片、超薄光学片、着色玻璃眼镜片、光致变色眼镜片。

光学玻璃眼镜片的应用在逐年减少，特别是光学克赛片、光学克斯片应用更少。光学玻璃眼镜片除了有良好的光学性能外，物理化学性能也较为稳定，但与光学树脂材料相比，密度太大。几种光学玻璃眼镜片的光学性能比较见表 1–7。

表 1–7　几种光学玻璃眼镜片的光学性能比较

眼镜片	色泽	折射率	色散系数	透光率	吸收紫外线
光学白片	无色	1.531	60.5	≥91%	无
UV 光学白片	无色	1.523	58.7	≥91%	330 nm 以下
光学克斯片	浅青蓝色	1.523	≥56	≥84%	340 nm 以下
光学克赛片	浅粉红色	1.523	≥56	≥86%	350 nm 以下

（2）光学树脂眼镜片

光学树脂眼镜片包括 CR–39 眼镜片、中高折射率眼镜片、PC 眼镜片、NAS 眼镜片和 PMMA 眼镜片。

光学树脂眼镜片的市场占有率上升较快，目前市场占有率在 50% 以上，在大中城市已有超过 80% 的戴镜者使用光学树脂眼镜片。光学树脂眼镜片最大的特点是密度低，约为玻璃眼镜片的一半；其次是抗冲击性强，比玻璃眼镜片高出 10 倍以上，故安全性好；还具有极佳的透光率、化学性能及着色性能等优点。但其硬度低、易产生划痕，耐热性能差、易变形，并且在同等折射率、同等光度的情况下，树脂眼镜片一般比玻璃眼镜片要厚。

随着眼镜片生产工艺的不断改进，借助光学树脂材料易加工的特点，树脂眼镜片非球面的设计不仅提高了眼镜片的光学成像质量，而且使眼镜片更薄，更加美观。对于树脂眼镜片硬度低的缺点，通过在其表面进行加硬镀膜处理，有效增加了树脂眼镜片的表面硬度。

几种光学树脂眼镜片性能比较见表1-8。不同折射率的光学树脂眼镜片的密度及色散系数（阿贝数）见表1-9。

表1-8　几种光学树脂眼镜片性能比较

材料	折射率	色散系数	透光率（%）	密度（g/cm³）	耐热性（℃）
CR-39	1.498	57.8	89～92	1.32	>210
PMMA	1.491	57.6	92	1.19	118
PC	1.586	29.9	85～91	1.20	153

表1-9　不同折射率的光学树脂眼镜片的密度及色散系数

折射率	密度（g/cm³）	色散系数
1.50	1.32	58
1.56	1.17～1.28	36～38
1.60	1.30～1.34	36～42
1.67	1.35～1.37	31.4～34
1.70	1.41	36
1.74	1.46～1.47	32～33

（3）天然材料眼镜片

天然材料眼镜片主要指各种水晶石眼镜片。天然水晶眼镜片具有硬度大不易磨损，不易潮湿，热膨胀系数小等使用优点，但其密度高，重量大，质地不纯（光学效果差），加工难度大，材料来源少且价格贵，故其逐渐被市场淘汰。

2. 按眼镜片的用途分类

（1）矫正视力眼镜片

1）单焦点眼镜片。包括正负球面眼镜片、正负柱眼镜片、各种组合球柱眼镜片。

2）多焦点眼镜片。包括双光镜、三光镜、渐变多焦镜。

3）眼用三棱镜眼镜片。

（2）遮阳眼镜片。

（3）护目眼镜片

1）无色平光片。

2）劳保眼镜片。如电焊防护眼镜片、锅炉防护眼镜片、UV 吸收及 IR 吸收眼镜片等。

3）运动眼镜片。

（4）特殊眼镜片

用于弱视及低视力治疗的眼镜片。

3. 眼镜片的性能及选择

（1）矫正视力眼镜片的性能要求

1）对可见光波具有高度的透光率。

2）能吸收紫外线和红外线。

3）折射率稳定。

4）硬度高，耐磨性好。

5）密度小，眼镜片轻。

6）化学稳定性好，不易变色变质。

（2）矫正视力眼镜片的材料选择

用于矫正视力的眼镜片可选材料很多，如玻璃类有光学白片、UV 白片、克斯片、克赛片、变色玻璃眼镜片，光学树脂材料有 CR-39 眼镜片、PC 眼镜片、变色树脂眼镜片等。但配老视眼镜不宜选用变色玻璃眼镜片及克斯、克赛眼镜片。

（3）透镜表面设计的选择

常用的透镜表面设计有球面设计（新月形、平凹或平凸形）与非球面设计两大类。一般球面设计应尽可能选择新月形透镜，并且选择合适的基弧。若屈光不正度数高，选择基弧小的眼镜片可减小眼镜片的厚度及重量。

非球面设计是指眼镜片表面以椭圆或抛物线面状设计。其作用是减少眼镜片边缘像差，减小眼镜片边缘厚度，较适合屈光不正度数高时选用。

（4）透镜直径大小的选择

用于矫正视力眼镜片的毛边眼镜片，在满足眼镜架框大小及眼镜定配加工（含移心量）的前提下，直径越小越好。这样既能节省材料，又能减小眼镜片的厚度及重量，尤其是正性质眼镜片。

三、眼镜架的分类和性能

1. 按眼镜架的材料分类

（1）金属眼镜架

金属眼镜架的主要部分由金属材料制成，常用的材料有铜合金、镍合金、钛及钛合金、K 金、铝镁合金等，市场的主流商品为铜合金、镍合金、钛及钛合金三大类。以材料总体性能而言，铜合金密度与镍合金相近，但镍合金的硬度、耐腐蚀性能更好，而钛及钛合金因其质轻、强度高、耐腐蚀性良好、韧性高的特性，成为金属眼镜架材料的佼佼者。

金是最重的金属之一，其抗腐蚀性很强。金合金材料一般用于制作中高档眼镜架，其材料品质取决于基材与金纯度及包金厚度。

常用金属眼镜架性能特点及用途见表 1-10。金属眼镜架标志及含义见表 1-11。

表 1-10　常用金属眼镜架性能特点及用途

名　称		特点及用途
铜合金	锌白铜	密度为 8.8 g/cm³，耐酸性强，弹性好，易生铜锈，易加工，成本低，适于制造低档眼镜架
	黄铜	硬度低，易切削，易变色，多用于低档眼镜架，市场较少见
镍合金	蒙乃尔合金	镍含量高，强度、弹性、耐腐蚀性好，焊接牢固，常用于制造中档眼镜架
	高镍合金	性能比蒙乃尔合金更优，可制造高档眼镜架，但镍含量高，不适合镍过敏者使用
	不锈钢	耐腐蚀性与弹性比铜、镍合金高，用该材料制成的眼镜架细轻，但强度不如镍合金
钛及钛合金	纯钛	用该材料制成的眼镜架轻，强度、韧性、耐腐蚀性高，美观、易着色
	钛合金	与纯钛相似，指标与钛的含量及合金成分有关
	记忆钛金	弹性、耐腐蚀性强，含镍，用该材料制成的眼镜架校配困难
	β钛金	与钛合金相当，更具弹性和强度，眼镜架更细巧；该金属加工困难，款式简单
金合金		耐腐蚀、不易氧化，用该材料制成的眼镜架款式美观，多为高档眼镜架；但眼镜架比钛材重

表 1-11　金属眼镜架标志及含义

标志	含义	说明
GP	镀金	表层金厚度一般为 0.3～0.5 μm
GF	包金	表层金厚度一般为 10～15 μm
Ti	钛金属	
Ti-P	纯钛	眼镜架架圈、镜腿用纯钛（或 90% 钛合金）制造，若整副眼镜架全部使用纯钛则可用 100%Titan 标志
Ti-C	包钛	
β-Titan	贝他钛	也可标识为 BETATI

（2）塑料眼镜架

塑料眼镜架的主要部分由塑料或与塑料性质类似的材料制造，常用的有硝酸纤维、醋酸纤维、乙酸丙酸纤维素、环氧树脂、聚酰胺（尼龙）、纤维增强塑料、碳化硅纤维、记忆塑料等。

塑料眼镜架材料分为热塑性塑料和热固性塑料两种。热塑性塑料能够反复加热软化和再冷却硬化，较适于制造眼镜架。热固性塑料由软质材料加热成形后成为硬的刚性固体且不可逆转，不宜单独制作眼镜架，可与热塑性塑料混合使用。

常用的塑料眼镜架的成形加工方法有注塑方法和层压铣削（又称板材）方法两种。注塑眼镜架制造简单、生产效率高、成本低，但强度较差，一般用来制造低档眼镜架；板材眼镜架（见图 1-1）强度高，可层压多种颜色花纹，一般用来制造中高档眼镜架。常用塑料眼镜架性能与用途见表 1-12。

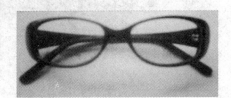

图 1-1　板材眼镜架

表 1-12　常用塑料眼镜架性能与用途

名称	性质	特点及用途
硝酸纤维（赛璐珞）	热塑	易着色，外观光亮，但易变形、易燃、易褪色、易老化、易腐蚀，目前很少采用
醋酸纤维	热塑	强度高，不易燃烧，不易变色和老化，是塑料眼镜架的主要材料，可制成注塑架和板材架两种
丙烯酸酯（亚克力）	热固	材质透明，质硬而脆，易染色，不易变形、老化

续表

名称	性质	特点及用途
环氧树脂	热固	比醋酸纤维轻，硬度高，尺寸稳定，易着色，有光泽，可制纤细眼镜架，耐热性好，加热到一定温度又具有热塑性质，一般用作高档眼镜架的材料
聚酰胺（尼龙）	热塑	强度高，韧性大，不易破裂，耐磨，易染色，无毒，使用温度范围大，适合作为运动、劳保及儿童眼镜架的材料；但用该材料制作的眼镜架校配困难

（3）混合眼镜架

混合眼镜架的主要部分由塑料或与塑料性质类似的材料与金属材料混合制成。

2. 按眼镜架的造型分类

（1）按眼镜架结构分类

眼镜架按结构可分为全框眼镜架（见图1-2）、半框眼镜架（见图1-3）、无框眼镜架（见图1-4）和折叠眼镜架（见图1-5）。

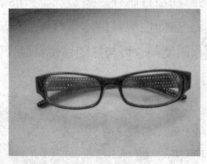
图1-2　全框眼镜架

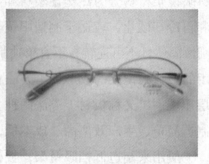
图1-3　半框眼镜架

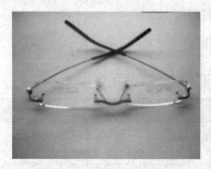
图1-4　无框眼镜架

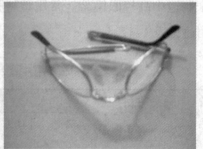
图1-5　折叠眼镜架

（2）按镜框形状分类

眼镜架按镜框形状大致有圆形、方形、梨形等基本类别，在基本形状的基础上又有不同的款式设计。

（3）按眼镜架鼻梁及装饰分类

眼镜架按鼻梁及装饰可分为单梁眼镜架、双梁眼镜架（见图1-6）、有眉眼镜架（见图1-7）等。

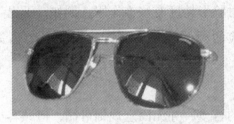
图1-6　双梁眼镜架

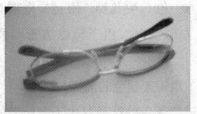
图1-7　有眉眼镜架

3. 按眼镜架的用途分类

眼镜架按用途可分为屈光不正配镜用眼镜架（俗称配光眼镜架）、太阳眼镜架、劳保眼镜架。

4. 眼镜架的性能及选择

选择眼镜架的总原则是实用性与美观性的统一。

（1）眼镜架材料性能要求

1）硬度高，韧性好，弹性高，不易变形。

2）抗腐蚀、抗氧化，耐汗水或油脂腐蚀，不易变色、老化。

3）重量轻，表面光洁。

4）佩戴安全，不刺激皮肤。

（2）眼镜架款式的选择

眼镜架款式的选择除要照顾实用需要外，还要达到美观的目的。选择时应考虑以下几个因素：

1）脸形的构图。选择眼镜架时要考虑顾客的脸形，选择的眼镜架要使戴眼镜后眼镜与五官搭配，好的眼镜架选择还能弥补脸形的缺陷。

以眼眉为横线分割脸的长度，可将脸形粗略分为均衡脸形（见图1-8a）、长脸形（见图1-8b）和短脸形（见图1-8c）。

对于均衡脸形，其眼镜架的选择范围广，大多数眼镜架款式都适用；长脸形较适合用眼镜框线的线条从视觉上降低眉线；而短脸形较适合利用镜框底边的透明来提高眉线，使脸形

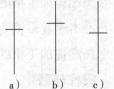
a)　　b)　　c)
图1-8　眼眉为横线分割脸的长度简图

变得均衡。

2）脸形的轮廓。选择眼镜架时还要考虑顾客脸形的轮廓，选择所戴的眼镜架的框形要使眼镜与脸形协调，使人感觉自然和谐。

脸形以额宽、双颊及下巴为线条轮廓，双颊到下巴位置的不同倾斜度形成的脸形有方、圆、尖几种。眼镜架框形对脸形轮廓有修饰作用，例如，下巴尖的脸形戴上方形镜框，由于镜框方形与脸的两侧线条不协调，视觉上会感觉下巴更尖。

（3）眼镜架颜色的选择

眼镜架颜色的选择取决于戴镜者的喜爱，并无固定规则可循，但顾客征求眼镜定配工意见时，选择眼镜架颜色可考虑以下几个方面：

1）肤色较深、体魄健壮者选用眼镜架颜色以深色为主，白皙俊秀的脸庞选配淡雅色彩的眼镜架。

2）在选择眼镜架时，男性多用朴素单一色泽，女性则喜欢色调明快、鲜艳和素浅等颜色的眼镜架。

3）不同年龄和职业对眼镜架的选择有所区别。年长者眼镜架不宜选择冷色，塑料架可选用紫红、深花纹架，金属架可选用镀金色、镀银色。青年人选择眼镜架颜色没有禁忌，特别是一些时尚、前卫的颜色很受欢迎。儿童选眼镜架在材料结实不易损坏的前提下，颜色以鲜艳为主。

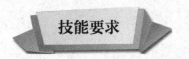

技能要求

分析并书写球面透镜的配镜加工单

一、操作准备

1. 配镜加工单、笔。

2. 熟悉配镜加工单的内容及加工单项目的含义。

3. 熟悉本企业眼镜商品及定配加工业务的项目以及加工单的规范表达。

4. 掌握配镜加工单的计价运算。

二、操作步骤

1. 阅读验光处方，明确顾客的配镜用途及屈光度要求。

2. 介绍并帮助顾客挑选眼镜架。

3. 介绍并帮助顾客挑选眼镜片。

4. 开具球面透镜配镜加工单

（1）填写客户资料（必填项有客户编号、姓名、电话、订单日期、取镜日期）。

（2）填写所选眼镜片的条码、品牌、品种。

（3）抄录验光处方

1）根据验光处方，确定配制远用镜或近用镜，并填写在配镜加工单上。

2）抄录验光处方中的球镜性质、顶焦度。

（4）填写加工要求

1）抄录验光处方中的瞳距数据。

2）对有需要者注明加工说明（钻孔、染色等）。

（5）填写所选眼镜架的条码、品牌、品种。

（6）填写眼镜片、眼镜架、加工费等各个项目的单价、数量。

5. 核算眼镜片、眼镜架及加工费的总收款数，填写应收、实收、欠收款数据。

6. 检查核对配镜加工单内容。

三、注意事项

1. 配镜加工单书写字迹规范端正，正确填写各项内容，不可空缺。

2. 抄录验光处方中的远用镜、近用镜数据时要准确，如有数据不明确，应弄清楚再填写。

3. 填写配镜加工单的复写纸要经常更换，避免第三联、第四联复写后字迹不清。

培训单元 2　确认眼镜架、眼镜片适配性

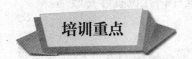
培训重点

能正确判断眼镜架与眼镜片的适配性。

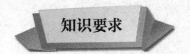

知识要求

一、眼镜架规格分类和选择

1. 眼镜架规格分类

（1）镜圈尺寸

单数在 33～59 mm 范围内，双数在 34～60 mm 范围内。

（2）鼻梁尺寸

单数在 13～21 mm 范围内，双数在 14～22 mm 范围内。

（3）镜脚尺寸

单数在 125～155 mm 范围内，双数在 126～156 mm 范围内。

2. 眼镜架规格的选择

瞳距是选择眼镜架的重要依据之一。眼镜架规格选择与配镜者的瞳距有着密切的关系，即眼镜架规格所决定的几何中心水平间距要与瞳距相符。若要照顾戴镜者脸形、佩戴舒适度及美观，当中心距与瞳距不相符时，需考虑眼镜片移心装配。

二、眼镜片最小直径的计算

眼镜片最小直径 = 镜圈最大斜径 +2× 水平移心量 +2 mm（耗损）

三、镜片与镜架的装配适配性

1. 不同眼镜片性质

（1）近视度数深，不宜选大镜框眼镜架，以免眼镜片过于厚重。

（2）远视眼镜片边缘薄，远视度数较低者，不宜选半框眼镜架。

2. 不同材料性能

材料强度小的眼镜片不宜选无框眼镜架，因为眼镜片钻孔位置容易破损。

3. 非球面眼镜片

装配非球面眼镜片不宜选眼镜架面弧度小的眼镜架，这是因为非球面弧度低平，眼镜片内侧与角膜距离大，眼镜片背面存在反射光；若增大眼镜架面弧度，可减少戴镜者透镜背面反光的感觉。

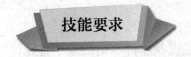

技能要求

确认眼镜架、眼镜片的适配性

一、操作准备

1. 读取配镜处方的瞳距数据，如 64 mm。

2. 查看眼镜架镜腿标志，确认眼镜架的尺寸参数，如图 1-9 所示，镜圈尺寸为 55 mm，鼻梁尺寸为 19 mm。

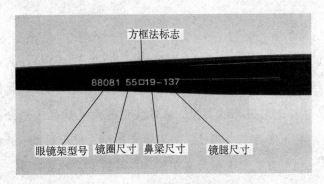

图 1-9　查看眼镜架镜腿标志

二、操作步骤

1. 测量眼镜架镜圈最大斜径，如图 1-10 所示，测量结果为 57 mm。

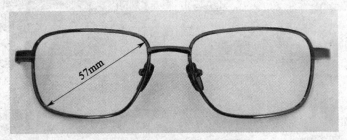

图 1-10　测量镜圈最大斜径

2. 计算水平移心量及眼镜片最小直径

水平移心量 =（镜圈尺寸 + 鼻梁尺寸 − 配镜瞳距）/2=（55 mm+19 mm−64 mm）/2=5 mm

眼镜片最小直径 = 镜圈最大斜径 +2× 水平移心量 +2 mm（耗损）=57 mm+2×

17

5 mm+2 mm=69 mm

3. 分析眼镜架、眼镜片的尺寸适配性

测量眼镜片直径并比对计算出的最小直径，若测量直径≥计算出的最小直径，则眼镜架与眼镜片的尺寸适配；若测量直径＜计算出的最小直径，则眼镜架与眼镜片的尺寸不适配，需更换较大直径的眼镜片或较小尺寸的眼镜架。

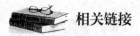 **相关链接**

认识成镜

一、成镜的类型

成镜即成品镜，是已装配眼镜片的眼镜，由厂家按普遍使用的规格进行批量生产，按眼镜片的作用一般分为老视眼镜（见图1-11）、太阳镜（见图1-12）、运动镜、专用镜几种类型。成镜类型并无硬性规定划分，如司机专用镜（见图1-13）既可属专用镜又可以是太阳镜，用于屈光不正眼镜遮阳的套镜（见图1-14）习惯上也视为太阳镜。成品镜中，种类较多、销量较大的主要是老视眼镜和太阳镜。

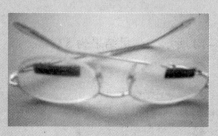

图1-11 老视眼镜

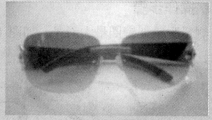

图1-12 太阳镜

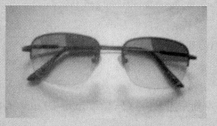

图1-13 司机专用镜

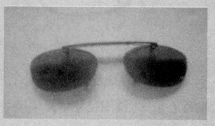

图1-14 套镜

二、老视眼镜

1. 老视眼的概念

老视眼又称老花眼，是人进入中年时期后的一种生理现象。随着年龄增长，眼晶状体的弹性逐渐减弱，眼睫状肌的功能也逐渐降低，调节能力也相应下降，大约从40岁开始表现为看近处物体逐渐困难，以致影响近距离工作，这就是老视眼。老视眼是一种生理现象，不是病理状态，也不属于屈光不正。

2. 老视眼镜规格与阅读附加镜度的确定

老视眼在注视近距离物体时需要佩戴老视眼镜，不同年龄的老视眼镜度数不相同，但正视眼在28～33 cm的阅读距离使用的老视眼镜顶焦度一般不大于+4.00 D。因此，成品老视眼镜从+1.00 D开始，按0.25 D递增，最高到+4.00 D。也有一些厂家的产品是按0.50 D递增。各老视年龄的阅读附加镜度参考值见表1-13。

表1-13　各老视年龄阅读附加镜度参考值

年龄（岁）	近附加（Add 光度）
40～45	+1.00～+1.50 D
45～50	+1.50～+2.00 D
50～55	+2.00～+2.50 D
55～60	+2.50～+3.00 D

在确定老视眼镜的附加顶焦度时，对于不同近距离作业应有不同的附加度数需要，除阅读距离外，刻字、缝纫距离为20～25 cm，操作计算机距离为50～70 cm，而医生手术距离就更远些。因此要根据工作距离的要求确定老视眼镜，但也要考虑近距离阅读的瞳距问题。

三、太阳镜

1. 太阳镜的分类

太阳镜按功能可分为遮阳镜、浅色太阳镜和特殊用途太阳镜三大类。遮阳镜为一般常用的太阳镜，对阳光有较明显的遮挡作用，能减轻强光刺激对人眼造成的伤害；浅色太阳镜对阳光的阻挡作用不如遮阳镜，但其色彩丰富，适合与各类服饰搭配使用，有很强的装饰作用；特殊用途太阳镜具有很强的遮挡阳光的作用，常用于滑雪、爬山等阳光较强烈环境中的户外活动。

2. 常见太阳镜的色泽

（1）粉红色眼镜片

粉红色眼镜片能吸收95%的紫外线和一些波长较短的可见光，光吸收能力和一般未着色的眼镜片差不多，即粉红色眼镜片不会比一般眼镜片具有更大的防护效果。但粉红色眼镜片会给人一种愉悦的感觉。

（2）灰色眼镜片

灰色眼镜片可吸收红外线和98%的紫外线，其最大的好处是可以有效降低光线强度而不会改变景物原本的颜色。

（3）绿色眼镜片

绿色眼镜片以雷朋系列的眼镜片为代表，它和灰色眼镜片一样，可以有效吸收红外线和99%的紫外线。绿色眼镜片虽然会改变某些景物的颜色，但仍然是使用较多的防护眼镜片。

（4）棕色眼镜片

棕色眼镜片对光的吸收和绿色眼镜片差不多，但比绿色眼镜片吸收的蓝光更多。棕色眼镜片造成景物颜色的改变程度比灰色、绿色眼镜片大，因此，一般人佩戴的满意度也较低。但是它提供了另一种颜色的选择，且能略减少蓝光的光晕，使影像更清晰。

（5）黄色眼镜片

黄色眼镜片可吸收100%的紫外线，几乎不减少可见光，其最大的特点在于吸收蓝色光，在多雾和黄昏时可提高视物对比度，提供更准确的视像。因此，黄色眼镜片常用来当作滤光镜，多用于夜视镜上，在打猎、射击活动中普遍使用。

3. 太阳镜的选择

（1）眼镜片质量

太阳镜的眼镜片内部应没有杂质、气泡等缺陷，球面均匀性好，尤其是平光太阳镜。若球面均匀性不好，佩戴时人会产生头晕眼胀等不适反应。

平光太阳眼镜片球面均匀性的简单鉴别方法如下：将太阳镜拿到距眼睛

35 cm 左右处，透过眼镜观察周围的垂直线和水平线，如窗户框或门框等，并将眼镜上下前后移动，如发现有直线歪曲或摆动的情况，说明该眼镜片有屈光度变形，球面均匀性不好，为不合格太阳镜眼镜片。

（2）眼镜片的色泽

太阳镜眼镜片颜色的选择，要考虑戴镜的目的与使用场合。起装饰作用的太阳镜一般以浅色为多，色泽根据个人喜好或服饰搭配来选择。对于红外线较强的环境以绿色眼镜片为首选，而防护紫外线的太阳镜色泽选择较多，若眼镜片上有"UV380"指标性能，则防护更可靠。透射比较小的太阳镜不适合骑车或驾车者佩戴，因为骑车或驾车者的行进速度要比行人快，透射比太低会影响其反应能力。

4. 太阳镜的使用和日常保养方法

（1）当太阳下山或光线变暗时最好摘去太阳镜，否则佩戴者视力会受到影响。

（2）太阳镜同样需要精心保养，需定期用软布轻轻擦拭眼镜。如果沾上了灰尘，应用中性洗涤剂清洗后再擦拭，否则会在镜面上留下擦痕。

（3）太阳镜不戴时应放入镜盒，避免放在高温物体附近或直接与硬物接触。

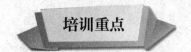

培训项目 ②

核对商品

培训单元 1　核对眼镜片、眼镜架的商品参数

培训重点

能正确核对眼镜片、眼镜架的商品参数。

知识要求

一、眼镜片的商品参数

眼镜片的配前核对要认真逐项进行，核对的内容项目不能少于订单已注明的内容项目。除眼镜片最基本的顶焦度、折射率、眼镜片直径等参数以外，还要注意核对眼镜片的品牌。

一般情况下，按标准包装的眼镜片在包装袋上已注明了眼镜片的顶焦度、折射率、直径、镜片中心厚度、品牌等指标，有的还注明了色散系数。眼镜片的包装袋如图 1-15 所示。

二、眼镜架的商品参数

眼镜架的配前核对同样要根据订单的要求，核对眼镜架品牌、型号、颜色、价格等内容。眼镜架的标称型号及一些内容刻印在眼镜架的左、右腿上，如图 1-16、图 1-17 所示。眼镜定配工不可粗心大意，否则会给企业造成损失。

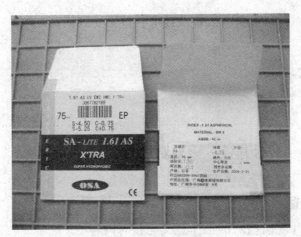

图 1-15 眼镜片包装袋

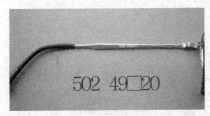

图 1-16 眼镜架左腿

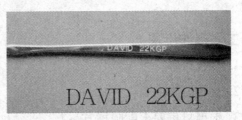

图 1-17 眼镜架右腿

各厂家在眼镜架腿上所印标记及表达方式有所差异，但基本内容相同。下面举例说明眼镜架腿刻印标记内容的识读。

例1：眼镜架左腿： 2803   55   □   17   145   C555
               型号   镜圈尺寸   鼻梁尺寸   镜腿长度   色号

眼镜架右腿： DAMING   DESIGN   IN   ITALY   CE
               品牌   意大利设计   欧盟工业品认证

例2：眼镜架左腿： P09   54   □   16   135   Made in HongKong
               颜色号   镜圈与鼻梁尺寸   镜腿长度   产地

眼镜架右腿： Cadeau   C5108   T—TITANIUM
               品牌   型号   钛金属材料

三、装配前核对眼镜片、眼镜架的意义

按订单对出库的眼镜片、眼镜架作配前核对是眼镜定配的第一步，核对的内容包括眼镜片、眼镜架的材质、型号、规格、颜色、品牌等。其工作的意义是确保所出库待加工的眼镜片、眼镜架实物与订货内容一致，防止错发造成加工损失，

以保证消费者的利益和企业的信誉及经济利益不受到损害。

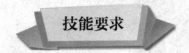

技能要求

技能1　核对眼镜片的商品参数

一、操作准备

1. 明确眼镜片配前核对的工作意义与核对内容。

2. 认识眼镜片顶焦度、折射率、直径、镜片中心厚度、品牌等指标的表达符号。

二、操作步骤

1. 接收订单。

2. 查看订单内容。

3. 根据订单要求配眼镜片。

4. 根据订单核对眼镜片包装袋上的指标。

5. 将眼镜片从包装袋中取出，用焦度计核查眼镜片顶焦度。

6. 将眼镜片和订单放置盒中，等待下一道工序。

技能2　核对眼镜架的商品参数

一、操作准备

1. 明确眼镜架配前核对的工作意义与核对内容。

2. 认识眼镜架标称型号及其内容的表达方式。

二、操作步骤

1. 接收订单。

2. 查看订单内容。

3. 根据订单要求配眼镜架。

4. 根据订单要求核对眼镜架的型号、品牌、颜色等。

5. 将核对好的眼镜架和订单放在一起，等待下一道工序。

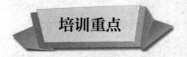

三、注意事项

眼镜架的配前核对要避免型号配对但颜色配错。

培训单元 2　检查眼镜片表面质量

培训重点

能正确判断眼镜片表面质量是否符合国家标准的相关要求。

知识要求

眼镜片在定配加工之前，除了要进行配前核对外，还要检查其表面质量和内在疵病（见图 1–18）。在暗背景明视景环境，用肉眼（目测方法）观察眼镜片表面有无崩边、划痕、条纹、气泡、霍光以及色泽不均匀等质量问题。

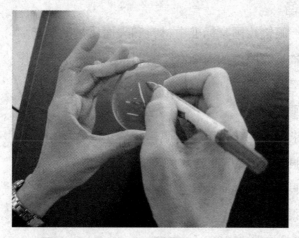

图 1–18　眼镜片表面质量和内在疵病检查

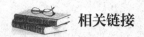

相关链接

眼镜片质量要求

在以基准点为中心、直径为 30 mm 的区域内，及尺寸小于 30 mm 的子镜片全部区域内，镜片的表面或内部都不应出现可能影响视觉的各类疵病。若子镜片的直径大于 30 mm，鉴别区域仍为以近用基准点为中心、直径为 30 mm 的区域。在此鉴别区域之外，可允许孤立、微小的内在或表面的缺陷。

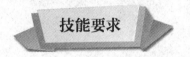

技能要求

检查眼镜片表面质量

一、操作准备

1. 学习和掌握眼镜片国家标准中材料和表面质量的要求。

2. 在有暗背景且光照度约为 200 lx 的明视场进行检查操作。

3. 准备油性笔。

二、操作步骤

1. 在符合要求的照明条件下，将眼镜片置于暗背景中。

2. 目测检查眼镜片有无崩边、划痕。

3. 目测检查眼镜片内在有无超过标准允许的条纹、气泡。

4. 目测检查眼镜片霍光

（1）眼镜片放置在眼前 300 mm 左右。

（2）将眼镜片上下、左右移动，并通过眼镜片观察物像变化。若物像无变形，则无霍光；若物像有变形，则有霍光。

培训单元3 测量眼镜片顶焦度及印记光心

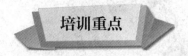

能判断眼镜片顶焦度是否符合国家标准的相关要求。
能准确印记镜片的光学中心。

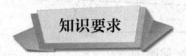

一、焦度计的结构和工作原理

焦度计是用来测量眼镜片的顶焦度、光心（即光学中心）、散光镜轴向以及棱镜度的仪器。利用焦度计的其他辅助件，可以为眼镜片打印光心、轴向或加工基准线等。目前普遍使用的焦度计大致有直视式焦度计、投影式焦度计及电脑焦度计三种，下面以直视式焦度计为例介绍。直视式焦度计外形如图1-19所示，光学系统与工作原理如图1-20所示。

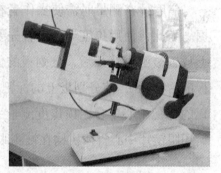

图1-19 直视式焦度计

焦度计由准直系统和望远系统组成。光源通过滤色片照明准直分划板，准直分划板可以前后移动，故又称移动分划板。望远系统的分划板是固定的，故称固定分划板。

在未放置被测眼镜片的情况下，移动分划板位于准直系统物镜的焦平面上，此时，通过望远系统目镜，可以看到移动分划板清晰成像在固定分划板上。这一位置即为焦度计的零位。

当在准直系统物镜前放置被测眼镜片后，通过目镜看到移动分划板成像变得模糊，此时应转动顶焦度测量手轮，使移动分划板前后移动，直到移动分划板能清晰成像在固定分划板上为止。移动分划板的移动量即对应被测眼镜片的顶焦度。

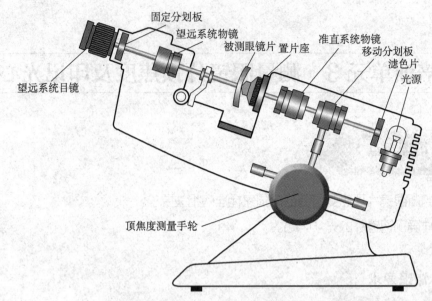

图 1–20　直视式焦度计的光学系统与工作原理

二、焦度计的使用方法

　　焦度计在测量时需使操作者在能清晰看到分划板上标靶的状态下确认测量数据。因此，使用焦度计时，首先要调整目镜以适应检查者的屈光状态。当焦度计上放置被测眼镜片后，分划板的像模糊时，转动顶焦度测量手轮（即使移动分划板前后移动），使分划板上的标靶成像变得清晰，同时移动眼镜片使其中心与分划板的标靶中心重合，顶焦度测量手轮指示读数即为该被测眼镜片的顶焦度数。最后用眼镜片中心打印机构在被测眼镜片表面上作印点。

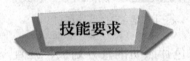

技能要求

测量眼镜片顶焦度及印记光心

一、操作准备

1. 接通电源，开启仪器（灯泡亮）。

2. 转动顶焦度测量手轮，使其读数置于零位（见图 1–21a）。

3. 通过焦度计目镜可清晰看到分划板标靶（见图 1–21b）。

（1）若标靶清晰，则无须调整焦度计目镜，可直接进行眼镜片测量。

（2）若标靶不清晰，则转动焦度计目镜视度圈，直到可清晰看到分划板标靶为止。

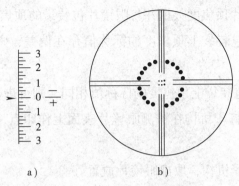

a)   b)

图 1-21 焦度计的零位核对

二、操作步骤

1. 将被测右眼镜片放置在焦度计的测试台上并夹紧固定（见图1-22）。

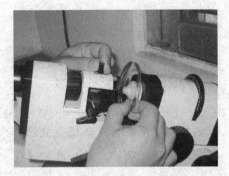

图 1-22 放置眼镜片并夹紧固定

2. 用右手调节测试台的高度，用左手左右移动眼镜片，使被测眼镜片的光学中心与分划板标靶中心重合，如图 1-23 所示。

3. 用右手旋转顶焦度测量手轮（见图 1-24），使分划板上标靶清晰成像。

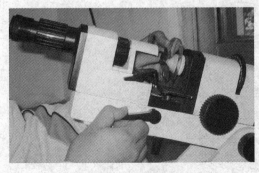 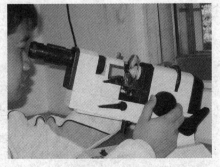

图 1-23 用右手调节测试台高度   图 1-24 用右手旋转顶焦度测量手轮

4. 再次移动并核实被测眼镜片中心与标靶中心是否重合。

5. 再次旋转顶焦度测量手轮，确定分划板上的标靶成像为最清晰状态。

6. 读出所测眼镜片顶焦度数据并与眼镜片包装袋的顶焦度标称值进行核对。

（1）若与眼镜片包装袋上顶焦度的标称值存在偏差，则不能加工使用，应退回仓库处理。

（2）若与眼镜片包装袋上顶焦度的标称值相同，则可进行下一步工序。

7. 用眼镜片中心打印机构在被测眼镜片表面上作印点，其中心点即为眼镜片中心。

8. 松解眼镜片夹紧机构，取出眼镜片放置好。

9. 用同样的方法测量左眼镜片。

10. 做测量工作完成记录。

 相关链接

镜度表的使用方法

　　镜度表又称眼表和眼镜片测度表，是眼镜行业的一种常用工具。其测量精度不如焦度计，但体积小，便于携带，使用非常方便。它能比较快速地量出眼镜片类别与各子午线的光度，并定出其轴向，过去一般用于测量玻璃眼镜片，不适用于非球面和多焦点眼镜片。镜度表的形状如常见的怀表，有表盘、指针及平排伸出的三支针柱，左右两支针柱较短，并且为固定针柱，中间的活动针柱较长并与指针有齿轮连接，能伸缩活动，如图1-25所示。

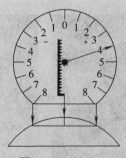

图1-25　镜度表

用镜度表测量球镜屈光度的操作步骤如下：

1. 零位校正

将镜度表的三支针柱垂直接触一平面（如平板玻璃），看镜度表的指针是否归零。如是零位，即可开始测量；如不为零，可调整中间的针柱，使镜度表接触平面时指针归零。

2. 测量眼镜片

测量时一手持眼镜片垂直且固定，另一只手平正握镜度表，不能倾斜，使三支针柱与眼镜片表面接触，并稍用力顶住镜面，这时中央的针柱将按眼镜片的弯曲大小作不同程度退缩，指针即在表盘上指示出眼镜片的屈光度。一般先测凸面后测凹面。眼镜片两面测出度数的代数和便是该眼镜片的屈光度。测量时要记住眼镜片凹的一面为负值，凸的一面为正值。例如：凸的一面为 +6，凹的一面为 -8，则该眼镜片的屈光度是 -8 D 与 +6 D 相加，得出的结果为 -2.00 D。

3. 对不同折射率眼镜片测量时的换算

正常情况下镜度表是以一定的折射率设计的，通常折射率为 1.523，若折射率发生变化，还需要进行换算。如当折射率为 1.7，用折射率 1.523 镜度表测量所得到的读数为 +4.50 D 时，其真实的屈光度为 +6.02 D。换算公式如下：

$$F_n = F \frac{n-1}{1.523-1} = F \frac{n-1}{0.523}$$

式中　F_n——实际屈光度；

　　　F——镜度表测量显示屈光度；

　　　n——所测量眼镜片实际折射率。

$$F_n = 4.5\,D \times \frac{1.7-1}{0.523} \approx 6.02\,D$$

培训单元 4　检查眼镜架外观及部件质量

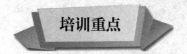

培训重点

能判断眼镜架外观及部件质量是否符合国家标准的相关要求。

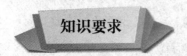

知识要求

眼镜架外观质量和部件装配质量要求如下：

1. 眼镜架的标称值与眼镜架实际尺寸规格一致。

2. 眼镜架表面光滑，色泽均匀，没有明显的麻点、颗粒和擦伤痕迹，焊点位置光滑，无毛刺现象。

3. 眼镜架左右镜圈对称，镜身、镜腿之间的倾斜角度基本符合要求，鼻托基本对称。

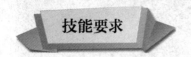

技能要求

检查眼镜架外观及部件质量

一、操作准备

1. 直尺、平台面。

2. 读出眼镜架标称规格。

二、操作步骤

1. 目视检查镜圈、鼻托外观，观察表面镀层是否均匀一致及表面的粗糙度。

2. 目视检查鼻托对称性。

3. 用手触摸眼镜架以检查是否有毛刺。

4. 用直尺测量镜圈、鼻梁宽度及镜腿长度（见图1-26）并核实眼镜架标称规格。

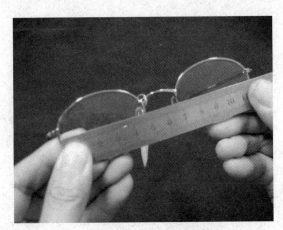

图 1-26　直尺测量

思考题

1. 什么是验光处方？阅读验光处方时有哪些注意事项？

2. 简述远视、近视、老视的配镜原则。

3. 简述各类眼镜片的特点。

4. 简述眼镜架的分类及特点。

5. 简述配镜时选择眼镜架的原则。

6. 简述成品镜的分类及特点。

7. 简述眼镜片、眼镜架配前核对的内容。

培训模块 二
模板制作

内容结构图

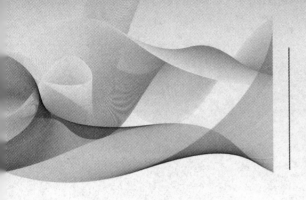

```
模板制作 ─┬─ 用衬片手工制作模板 ─┬─ 画出衬片几何中心、垂直和水平基准线
          │                      ├─ 标出衬片鼻侧及上方标志
          │                      └─ 利用衬片手工制作模板
          │
          └─ 无衬片手工制作模板 ─┬─ 按照镜圈内缘在模板坯上画形
                                  ├─ 修剪已画形的模板坯
                                  ├─ 在模板上画出几何中心、垂直和水
                                  │   平基准线
                                  └─ 标出修剪成形的模板鼻侧及上方标志
```

培训项目 ① 用衬片手工制作模板

培训单元 1　画出衬片几何中心、垂直和水平基准线

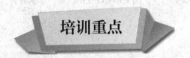

能准确画出衬片的几何中心、垂直和水平基准线。

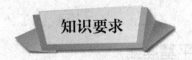

一、衬片在眼镜架中的作用

对于全框眼镜，由于衬片的几何形状与眼镜圈形状一致，将衬片安装在镜圈内可起到保持镜圈不变形的作用。对于半框或无框眼镜，衬片则起着展示眼镜片形状、给配镜者提供直观感觉的作用。

二、衬片几何中心、垂直和水平基准线的作用

在眼镜磨边加工过程中，其中一个重要的技术指标就是左右眼镜片的光学中心要与眼镜佩戴者的瞳孔中心重合。要保证这一技术指标，需要在衬片上建立垂直和水平基准线及几何中心，以便帮助确定光学中心位置。

衬片水平基准线是指衬片上纵向高度最大值的二分之一处，在磨边时以此为基准来掌握光学中心的水平偏移量。

衬片垂直基准线是指衬片上横向宽度最大值的二分之一处，在磨边时以此为基准来掌握光学中心的垂直偏移量。

衬片几何中心是指衬片水平基准线与垂直基准线的交会点。

三、用衬片手工制作模板的方法

用衬片做模板，首先要仔细地检查眼镜架的衬片形状及大小是否与镜圈形状吻合，如果劣质衬片的形状或大小与镜圈形状有偏差，就不能用作模板。

用衬片手工制作模板，最关键的是画好衬片上的水平基准线与垂直基准线。如果使用一般的直尺，凭感觉来测量衬片的高度与宽度，有可能出现所画的基准线不水平或不垂直、几何中心点也不在正确位置上的情况。因此，用衬片手工制作模板一般都借助一定的方法，以保证所画的基准线水平和垂直。例如，将眼镜架两衬片的最高点固定在同一条水平线上，测量纵向高度的最大值，然后过两衬片高度的二分之一作连接线，画出既平行于眼镜架，又与两衬片纵向高度一致的水平基准线。

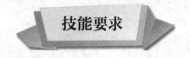

技能要求

画出衬片几何中心、垂直和水平基准线

一、操作准备

1. 油性笔、直尺、有衬片的眼镜架。

2. 检查眼镜架衬片形状及大小与镜圈形状是否吻合。

二、操作步骤

1. 眼镜架两腿张开，垂直紧贴台面边缘，眼镜架面与台面平行（见图 2-1）。

2. 左手固定眼镜架，让两个镜圈的最高点（即两衬片的最高点）固定在同一条水平线上（见图 2-2）。

3. 用直尺测量眼镜架两个衬片纵向高度的最大值，并取其中点作标记（见图 2-3）。

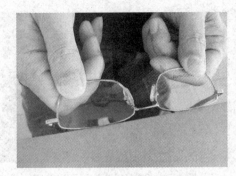
图 2-1　使眼镜架面与台面平行

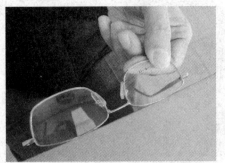
图 2-2　使眼镜架两镜圈的最高点
固定在同一条水平线上

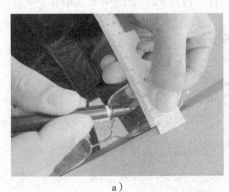
a）

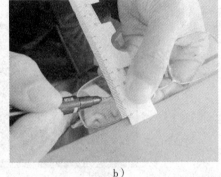
b）

图 2-3　测量并标记衬片高度中点
a）测量并标记右镜高度中点　b）测量并标记左镜高度中点

4. 用直尺过两衬片高度中点作连接线，画出衬片的水平基准线（见图 2-4）。
5. 将已有水平基准线的衬片从眼镜架上取出来（见图 2-5）。

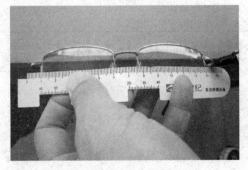
图 2-4　画出衬片的水平基准线

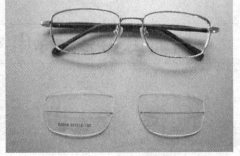
图 2-5　取下已有水平基准线的衬片

6. 用直尺测量两个衬片横向宽度的最大值，并取其中点作标记（见图 2-6）。
7. 用直尺在两衬片宽度中点上作垂直线，画出衬片的垂直基准线（见图 2-7）。

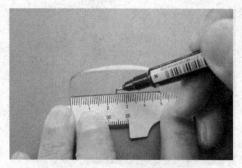 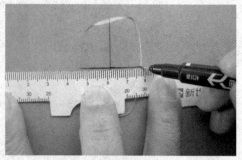

图2-6　测量并标记右镜宽度中点　　　　　图2-7　画出衬片的垂直基准线

8. 衬片上水平与垂直基准线的交会点则是衬片的几何中心（见图2-8）。

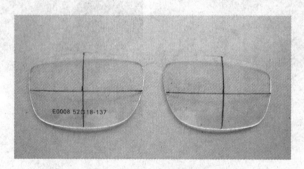

图2-8　衬片的几何中心

三、注意事项

用直尺测量衬片的高度与宽度的最大值时要注意准确性。

培训单元2　标出衬片鼻侧及上方标志

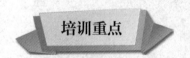

培训重点

能准确标出衬片的鼻侧及上方标志。

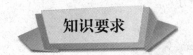

在磨边加工过程中，在衬片上标出鼻侧及上方标志主要是为了保证眼镜加工的装配质量。如果衬片没有鼻侧标志，加工时鼻侧向与颞侧向相反，那么所加工的眼镜片即使镜圈鼻侧向与颞侧向形状完全对称，眼镜片可以装配在镜圈里，但眼镜片加工的光学中心（简称光心）移动方向也是相反的。例如，按照加工计算眼镜片的光心应向内移 2 mm，但衬片的鼻侧向错误，则加工出来的眼镜片光心会向外移 2 mm，结果是光心位置偏离瞳孔中心 4 mm。同样道理，如果衬片的上方与下方相反，那么加工出来的眼镜片在光心垂直向位置会发生错误。

在衬片上作标志时，一般鼻侧用箭头"→"或"N"来表示，上方用"↑"或"O"来表示。制好的模板还可以标明眼镜架的型号、规格及品牌，便于以后相同眼镜架的眼镜制作。

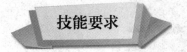

标出衬片鼻侧及上方标志

一、操作准备
已画上水平与垂直基准线的衬片、与衬片相适应的眼镜架、油性笔。

二、操作步骤
1. 将右边的衬片放在眼镜架上，核对鼻侧与上方，如图 2-9 所示。

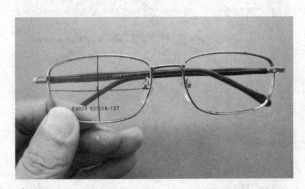

图 2-9　将衬片放在眼镜架上核对鼻侧及上方

2. 用油性笔在衬片上画出上方标志，如图 2-10 所示。

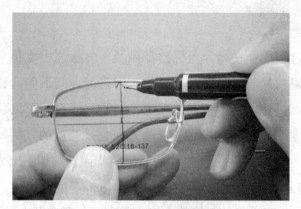

图 2-10　画出衬片上方标志

3. 用油性笔在衬片上画出鼻侧标志，如图 2-11 所示。

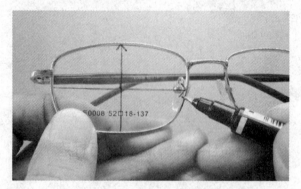

图 2-11　画出衬片鼻侧标志

4. 检查衬片标志完整与正确性，如图 2-12 所示。

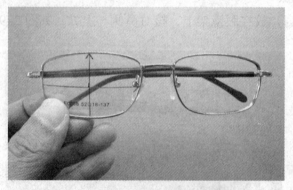

图 2-12　检查衬片标志完整与正确性

培训单元 3　利用衬片手工制作模板

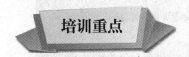

能利用衬片手工准确制作模板。

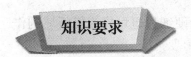

一、模板坯的概念

半自动磨边机加工时，需要使用带固定孔的专用模板坯制作的模板。此模板坯是用注塑成形的塑料板经冲压制成的，形状为四个角带有半径为 38 mm 圆角的矩形，模板坯横向中央有一个直径为 8 mm 的孔，在孔两边的同一水平线上对称有直径为 2 mm 的定位孔，两孔相隔 16 mm，这三个孔形成的直线保证模板在模板机、定中心仪和自动磨边机上安装的正确位置。在 8 mm 孔的上方，即与定位孔垂直的中线上有一个直径为 2 mm 的指示孔，其作用是标明模板此位置是眼镜眉框方向。模板坯构造如图 2-13 所示。

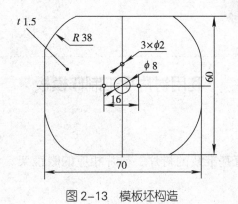

图 2-13　模板坯构造

模板坯尺寸规格有多种，常用的有长 × 宽为 70 mm×60 mm（见图 2-14）、60 mm×50 mm（见图 2-15），模板坯厚 1~1.5 mm。

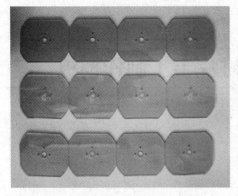
图 2-14　模板坯（70 mm×60 mm）

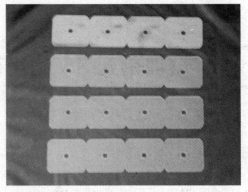
图 2-15　模板坯（60 mm×50 mm）

在实际工作中，当眼镜架无衬片时，塑料板或者硬纸板也可作为模板坯制作模板。具体操作步骤见培训项目 2 无衬片手工制作模板。

二、利用衬片手工制作模板的方法

模板的制作除了通过制模机，还可以通过手工方法制作。手工制作模板由于不需要特定仪器设备，也不受镜架款式的限制，在实际工作中应用广泛。

在进行利用衬片手工制作模板的操作前，应先检查眼镜衬片形状是否与镜圈一致，如不一致，应修整至一致后方可操作使用。利用衬片手工制作模板的方法是将已作出水平、垂直基准线并标记好上方、鼻侧的衬片的水平、垂直基准线对准模板坯，根据眼镜衬片形状用油性笔描出，从而确定模板形状。

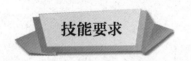
技能要求

利用衬片手工制作模板

一、操作准备
已画上水平与垂直基准线的衬片、衬片相应的眼镜架、油性笔、剪刀、锉刀。

二、操作步骤
1. 检查镜圈形状是否与衬片一致，如图 2-16 所示，若稍有不同，应修整。

2. 将已标记好水平、垂直基准线的衬片对准模板坯的水平、垂直刻度线，如图 2-17 所示。

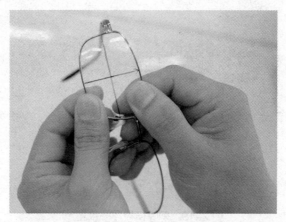

图 2-16 比对镜圈与衬片形状

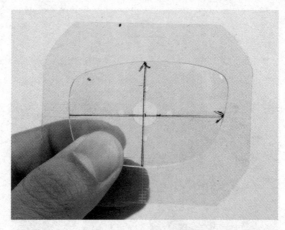

图 2-17 基准线对准

3. 根据衬片形状，用油性笔在模板坯上描出眼镜圈形状，如图 2-18 所示。

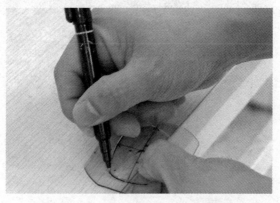

图 2-18 在模板坯上描出眼镜圈形状

4. 用剪刀沿油性笔笔迹外缘剪除多余部分，如图 2-19 所示。

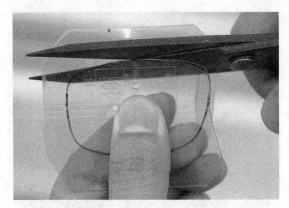

图 2-19 剪除模板坯多余部分

5. 用锉刀对模板边缘进行修整，完成模板制作，如图 2-20、图 2-21 所示。

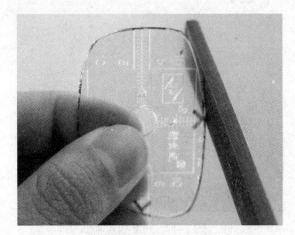

图 2-20 模板边缘修整

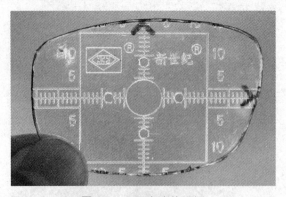

图 2-21 已完成的模板

培训项目 2

无衬片手工制作模板

培训单元 1　按照镜圈内缘在模板坯上画形

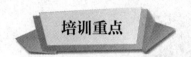

培训重点

能在模板坯上画出与镜圈吻合的形状。

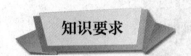

知识要求

在眼镜架没有衬片的情况下制作模板，因无法准确确定水平基准线和垂直基准线位置，所以不能直接使用半自动磨边机带固定孔的专用模板坯画形，必须先用塑料板或硬纸板作模板坯进行画形。

画形的方法是将眼镜圈的镜面朝下，贴合固定在塑料板或硬纸板的模板坯上，用油性笔或铁笔沿镜圈内缘画出镜圈的完整圈形。

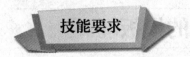

技能要求

....

按照镜圈内缘在模板坯上画形

一、操作准备

模板坯（塑料板或硬纸板）、油性笔。

二、操作步骤

1. 将眼镜架两腿张开朝上，放在模板坯上，如图 2-22 所示。

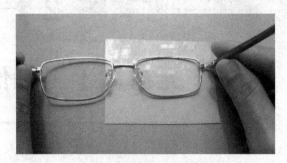

图 2-22　将眼镜架放在模板坯上

2. 左手稍用力按住眼镜架左镜圈，右手持油性笔垂直紧贴右镜圈内缘描画眼镜架右镜圈形状，如图 2-23 所示。

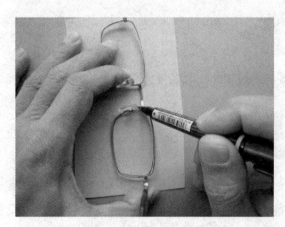

图 2-23　沿镜圈内缘画镜圈形状

培训单元 2　修剪已画形的模板坯

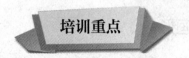

培训重点

能根据画形准确修剪模板坯。

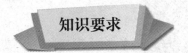

知识要求

　　根据已画形的模板坯形状剪出模板外形。修剪模板外形时应考虑几个因素：除镜圈内缘形状尺寸外，还要增加镜圈槽的深度（即眼镜片尖边宽度）及眼镜片磨边加工的损耗量。另外，由于使用不同的剪刀及持剪刀姿势的不同，要将剪线出现少量的移量一并考虑。一般情况下，塑胶眼镜架与金属眼镜架的尖边槽深度为 0.5 ~ 1 mm，磨边加工余量为 0.5 ~ 1 mm。

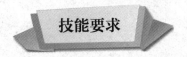

技能要求

修剪已画形的模板坯

一、操作准备

已画形的模板坯（塑料板或硬纸板）、剪刀、锉刀。

二、操作步骤

1. 修剪模板（见图 2-24），剪刀口尽量垂直于模板坯，沿所画的镜圈形状线条外约 1 mm 修剪。

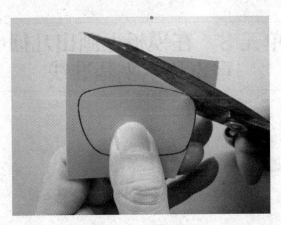

图 2-24　修剪模板

2. 在镜圈形状线条弯曲位置左手配合转动，尽量使修剪流畅。

3. 用锉刀修整模板边缘不圆滑的部分，如图 2-25 所示。

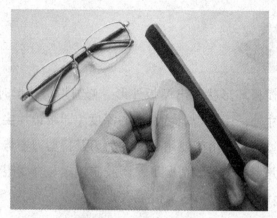

图 2-25　修整模板边缘

4. 将模板装入镜圈检查吻合度，如图 2-26 所示。

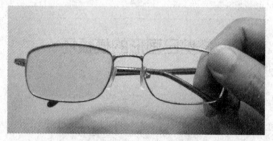

图 2-26　模板装入镜圈检查吻合度

培训单元 3　在模板上画出几何中心、垂直和水平基准线

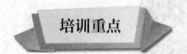

能准确地在模板上画出几何中心、垂直和水平基准线。

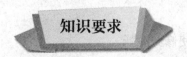

一般生产出来的眼镜架都装有衬片，但对于少量没有安装衬片的眼镜架或者

为旧眼镜架配镜时，在进行半自动加工前，需要先制作眼镜架的模板。眼镜架模板通常使用塑料板或硬纸板模板坯制作，再在此模板上标记镜圈的几何中心及垂直、水平基准线，为之后制作半自动磨边机所需的带固定孔的专用模板提供依据。

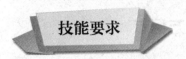

在模板上画出几何中心、垂直和水平基准线

一、操作准备
已修剪好的模板、眼镜架、瞳距尺、油性笔。

二、操作步骤
画出模板的垂直和水平基准线，如图 2-27 所示。

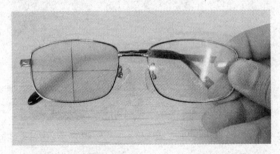

图 2-27　已画好垂直、水平基准线的模板

培训单元 4　标出修剪成形的模板
鼻侧及上方标志

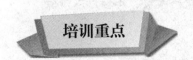

能准确标出修剪成形的模板鼻侧与上方标志。

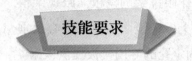

标出修剪成形的模板鼻侧及上方标志

一、操作准备

眼镜架，已画好水平、垂直基准线的模板，油性笔，剪刀，锉刀。

二、操作步骤

在已经修剪成形并画好水平、垂直基准线的模板上根据镜圈方位标出眼别、鼻侧及上方标志并装入眼镜架检验（见图 2-28），如不吻合需再用剪刀或锉刀进行修整。

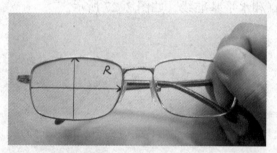

图 2-28　标出模板眼别、鼻侧与上方标志并装入眼镜架检验

 相关链接

　　半自动磨边机模板要求：半自动磨边机是仿照实物模板进行自动仿形磨削的加工设备，其工作原理为利用带固定孔的专用模板与所需磨削的镜片同轴旋转，从而使镜片磨出与模板形状相仿的形状，以安装至镜圈上。无衬片镜架的半自动磨边加工前，必须先制作塑料模板或硬纸模板，再按以下步骤制作带固定孔的专用模板。

1. 将完成标记及检验的眼镜架模板卸出，如图 2-29 所示。

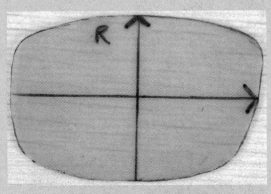

图 2-29 卸出眼镜架模板

2. 根据镜圈尺寸大小选用半自动磨边机带固定孔的专用模板坯（70 mm×60 mm 或 60 mm×50 mm），将带固定孔的专用模板坯的水平和垂直刻度线对准上述已作好水平、垂直基准线的眼镜架模板，用油性笔沿模板边缘描画出形状，标记相同的眼别、鼻侧及上方标志，如图 2-30、图 2-31 所示。

3. 按所描形状剪出带固定孔的专用模板形状，并作修整。详细步骤见本培训模块培训项目 1 培训单元 3 利用衬片手工制作模板。

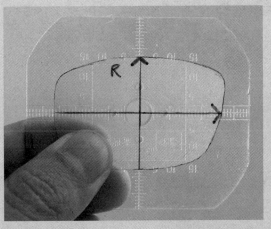

图 2-30 将眼镜架模板基准线对准专用模板坯刻度线

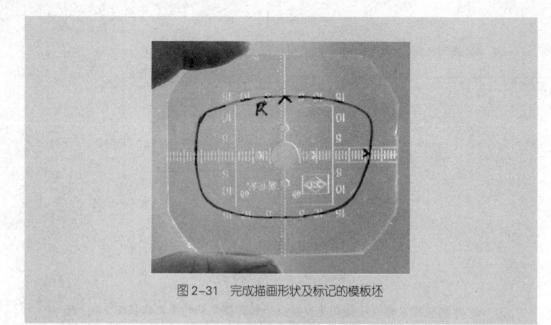

图 2-31 完成描画形状及标记的模板坯

思考题

1. 简述衬片在眼镜架中的作用。
2. 简述在镜圈上画垂直、水平基准线的作用。
3. 简述衬片鼻侧及上方标志的作用。
4. 无衬片手工制作模板时，如何确定模板外形尺寸？

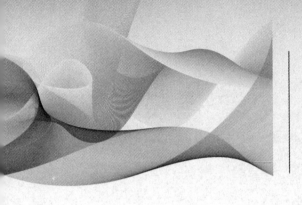

培训模块 三
确定加工中心

内容结构图

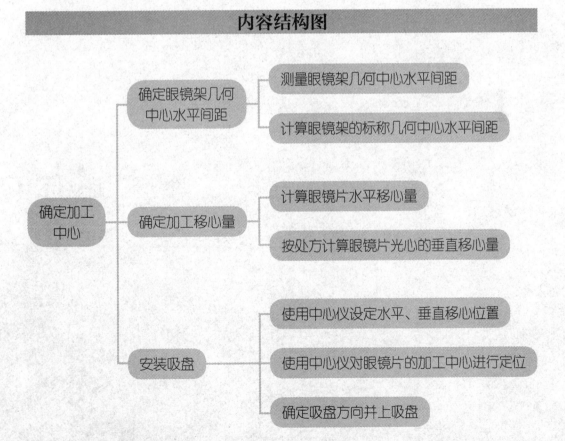

- 确定加工中心
  - 确定眼镜架几何中心水平间距
    - 测量眼镜架几何中心水平间距
    - 计算眼镜架的标称几何中心水平间距
  - 确定加工移心量
    - 计算眼镜片水平移心量
    - 按处方计算眼镜片光心的垂直移心量
  - 安装吸盘
    - 使用中心仪设定水平、垂直移心位置
    - 使用中心仪对眼镜片的加工中心进行定位
    - 确定吸盘方向并上吸盘

培训项目 ① 确定眼镜架几何中心水平间距

培训单元 1　测量眼镜架几何中心水平间距

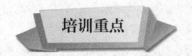

培训重点

能准确测量眼镜架的几何中心水平间距。

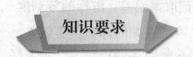

知识要求

一、眼镜架几何中心在磨边加工中的重要性

眼镜架的几何中心在磨边加工中提供了一个基准点，配装加工眼镜时，为满足佩戴者眼睛的视线与眼镜片的光学中心一致的光学要求，一般以眼镜架几何中心为基准，根据佩戴者瞳距大小来确定眼镜片光学中心的位置。当眼镜片光学中心位于眼镜架几何中心外任何位置时，称为移心。移心有水平移心和垂直移心两种。眼镜片移心时均以眼镜架几何中心为基准。

对于装配好的眼镜，检验其眼镜片的移心量也是以此为基点。

二、测量眼镜架几何中心水平间距的作用

在配装眼镜的加工过程中，由于眼的瞳距与眼镜架的几何中心水平间距可能不相等，会引起眼镜片的光学中心与眼镜架的几何中心不重合，此时需进行移心加工。移心加工的一个重要参数就是眼镜架几何中心水平间距，即眼镜架两镜圈

几何中心之间的距离。眼镜架几何中心水平间距的正确测量，是配装眼镜制作完成后达到国家标准要求或制作者所预期要求的重要保证。

三、测量眼镜架几何中心水平间距的工具

1. 游标卡尺

游标卡尺的结构如图 3-1 所示。

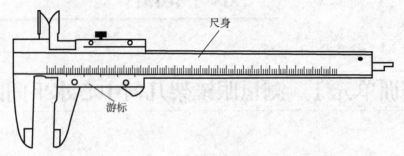

图 3-1　游标卡尺的结构

（1）游标卡尺的使用

用软布将游标卡尺的量爪擦干净，使其并拢，查看游标和尺身的零刻度线是否对齐。如果对齐就可以进行测量，如没有对齐则要记取零误差。游标的零刻度线在尺身零刻度线右侧的称为正零误差，在尺身零刻度线左侧的称为负零误差。这个规定方法与数轴的规定一致，原点以右为正，原点以左为负。

使用外测量爪测量时，右手拿住尺身，拇指移动游标，左手拿待测外径的物体，使待测物位于外测量爪之间，当与量爪紧紧相贴时即可读数，如图 3-2所示。

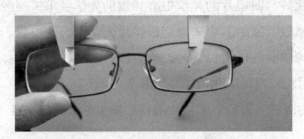

图 3-2　使待测物位于外测量爪之间

（2）游标卡尺的读数

读数时首先以游标零刻度线为准在尺身上读取毫米整数，即以毫米为单位的整数部分。然后看游标上第几条刻度线与尺身的刻度线对齐，读出小数部分。

若没有正好对齐的线，则取最接近对齐的线进行读数。如有零误差，则用上述结果减去零误差（若零误差为负，则相当于加上相同大小的零误差），读数结果为：

$$L= 整数部分 + 小数部分 - 零误差$$

判断游标上哪条刻度线与尺身刻度线对准，可用下述方法：选定相邻的三条线，如左侧的线在尺身对应线之右，右侧的线在尺身对应线之左，中间那条线便可以认为是对准了。如果需测量多次取平均值，不需每次都减去零误差，只要从最后结果减去零误差即可。

2. 钢直尺和瞳距尺

钢直尺和瞳距尺如图 3-3 所示。钢直尺通常制作精确，精度通常为 0.1 mm。瞳距尺制作的精度虽然通常也为 0.1 mm，但因材质原因有可能不精确。

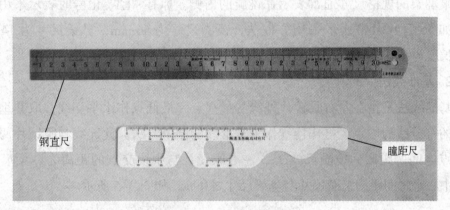

图 3-3　钢直尺和瞳距尺

四、测量眼镜架几何中心水平间距的方法

测量眼镜架几何中心水平间距的方法有方框法和基准线法两种。目前，我国的眼镜架国家标准采用方框法对眼镜架尺寸进行标注，而某些国外进口眼镜架以及国内眼镜加工制作过程中采用基准线法。

1. 方框法

方框法是指在眼镜片水平方向和垂直方向的最外缘处分别作水平和垂直方向的切线，在由水平和垂直切线所围成的方框上测量尺寸的方法。左右眼镜片在水平方向的最大尺寸为镜圈尺寸，左右眼镜片边缘之间最短的距离为鼻梁尺寸，左右方框的几何中心之间的距离为眼镜架几何中心水平间距（见图 3-4 中的 m）。

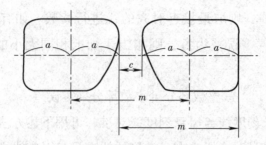

图3-4　方框法测量眼镜架几何中心水平间距

从图 3-4 中可知，眼镜架几何中心点即为镜圈水平尺寸上的中点，又因为镜圈间距是一定的，所以，测量眼镜架几何中心水平间距时，可用方框法先测量镜圈的外圈尺寸，再测量镜圈间距，两项之和即为几何中心水平间距，即：

$$m=2a+c$$

眼镜架的规格尺寸通常表示在镜腿的内侧。标有"□"记号时表示采用方框法。如 56 □ 14-140 表示采用方框法，镜圈尺寸为 56 mm，鼻梁尺寸为 14 mm，镜腿长度为 140 mm。

2. 基准线法

基准线法是指在左右眼镜片外缘的最高点和最低点作水平切线，取其垂直方向上的等分线为中点，再作连线作为基准线的测量方法。此连线与眼镜片两边缘的交点之间的距离为镜圈尺寸 $2a$，左右眼镜片与中线交点的距离为鼻梁尺寸 c。几何中心水平间距为镜圈尺寸与鼻梁尺寸之和 m，如图 3-5 所示。

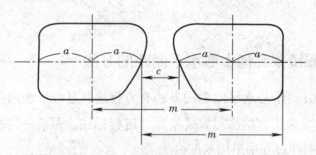

图3-5　基准线法测量眼镜架几何中心水平间距

进口眼镜架中采用基准线法来表示的，标记也在镜腿的内侧，标有"–"记号时表示采用基准线法，如"56-16-135"表示镜圈尺寸为 56 mm，鼻梁尺寸为 16 mm，镜腿长度为 135 mm。

要注意的是，对于同一眼镜架，方框法和基准线法所测得的几何中心水平间距不一定相同。

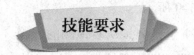

技能要求

测量眼镜架几何中心水平间距

一、操作准备

游标卡尺或数显卡尺（适用于方框法）、直尺或瞳距尺（适用于基准线法）。

二、操作步骤

1. 用方框法测量眼镜架的几何中心水平间距

（1）测量镜圈的水平尺寸

1）左手拿着眼镜架，并将眼镜架置于眼前 33 cm 左右的位置。

2）右手拿住尺身，将眼镜架一侧外圈置于两个外测量爪之间，收紧外测量爪。

3）当镜圈与外测量爪紧紧相贴时，即可读数，数据为镜圈的水平尺寸，如图 3-6 所示。

（2）测量两镜圈间的尺寸

1）右手拿住尺身，将两个内测量爪置于两镜圈之间。

2）扩大内测量爪，当两镜圈侧边与内测量爪紧紧相贴时，即可读数，数据为镜圈间的尺寸，如图 3-7 所示。

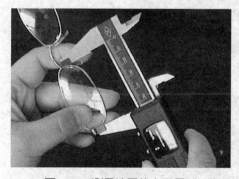
图 3-6 测量镜圈的水平尺寸

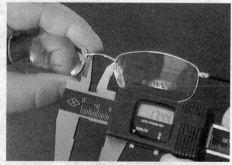
图 3-7 测量两镜圈间的尺寸

（3）将镜圈的水平尺寸与两镜圈间的尺寸相加，即为眼镜架几何中心水平间距。

2. 用基准线法测量眼镜架的几何中心水平间距

（1）用直尺（或瞳距尺）测量两镜圈中心垂直高度，取其读数的二分之一作垂直中心标记，如图 3-8 所示。

（2）作两镜圈垂直方向中点的水平连接线，如图 3-9 所示。

（3）将直尺（或瞳距尺）放在中点的连线（中线）上，测量从右镜圈的外缘（桩头处）到左镜圈的外缘（鼻梁处）之间的距离，此距离即为眼镜架几何中心水平间距，如图 3-10 所示。

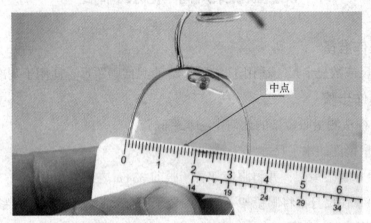

图 3-8　作垂直中心标记

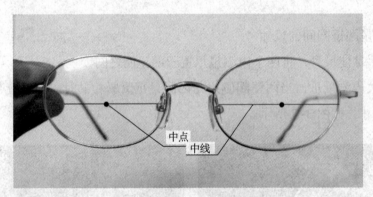

图 3-9　作镜圈中点的水平连接线

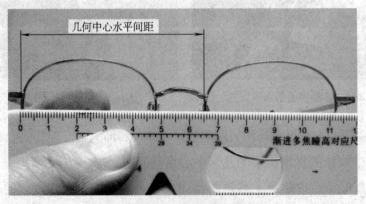

图 3-10　测量眼镜架几何中心水平间距

三、注意事项

方框法与基准线法由于测量原理不同，因此在同一副眼镜架上所测得的几何中心水平间距数值也不一定相同，两种方法的测量偏差大小取决于眼镜架的形状，如图3-11所示。

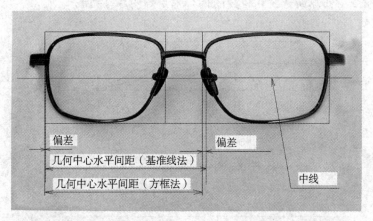

图3-11 两种测量方法测量出的几何中心水平间距可能不同

对于镜圈上所有垂直切点都在中心线上的眼镜架，方框法与基准线法对其测量的结果是相同的，如图3-12所示。

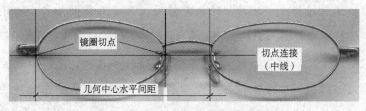

图3-12 切点在中心线上的眼镜架

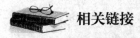 相关链接

偏心眼镜的棱镜效应

球面透镜与棱镜对光线的偏折效应近似，棱镜将光线折向底即棱镜的最厚部分，而球面透镜同样是折向最厚部分。对于凸球面透镜，其最厚部分是光心。棱镜各部分的偏折作用是相同的，而凸球面透镜各部分的偏折作用是

不相同的，在光心位置的偏折作用为零，其他部位的偏折作用则随着与光心的距离增大而增大，这样，正透镜就相当于由底朝光心的无数小棱镜组合而成。靠近光心的小棱镜顶角小，偏折作用弱；远离开光心的小棱镜顶角大，偏折作用强。凸球面透镜和棱镜的偏折作用如图3-13所示。

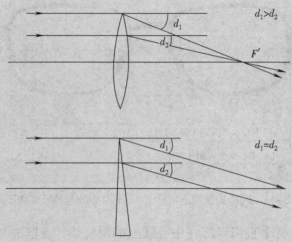

图3-13 凸球面透镜和棱镜的偏折作用

所以，正透镜产生"逆动"的视觉像移，而负透镜则相当于由顶朝光心的无数小棱镜组成，因而产生"顺动"的视觉像移，如图3-14所示。

一般情况下，眼镜片的光心应对准眼的瞳孔。这时，光心所处空间位置称为标准光心位置。球面眼镜片的光心与其几何中心重合。在配镜的实际处理中，有时必须使眼镜片的光心离开其标准位置，这一工作称为移心。透镜经过移心后所加工成的眼镜称为偏心眼镜。球面透镜通过移心可以得到需要的棱镜效应。

球面透镜是否需要移心是根据患者眼视力矫正所需的棱镜度来考虑和确定的。例如需要 +5.00 DS 以矫正视力不足，同时还需要 2 △ 底朝下的棱镜矫正斜视（即处方为 +5.00 DS 2 △ 底朝下）。为此目的，可以将 +5.00 DS 球镜片的光心向下偏移直至取得 2 △ 棱镜效应为止。

根据需要考虑移心时，可按下述法则进行：正透镜使眼镜片的光心离开其标准位置，与所需棱镜底同一方向；负透镜将光心移向所需棱镜底相反方向。例如，要求产生底朝内的棱镜效应，对于正透镜则光心向内移，对于负透镜则光心向外移。

必须明确，移心透镜上任一点的棱镜效应是该点具有的棱镜度。设有一光束射至顶焦度为 F 的球面透镜，入射点到光心的距离为 C，如图3-15所示。

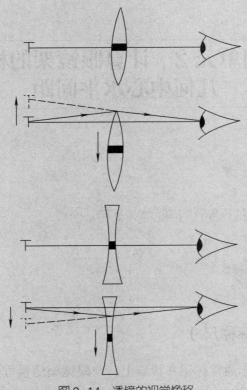

图3-14 透镜的视觉像移

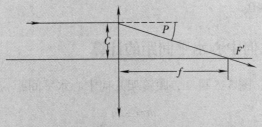

图3-15 棱镜效应

光线被偏折而具有 P 棱镜度，根据棱镜度的定义，则 P 可用下式表示：

$$P=100\,C/f \text{ 或 } P=CF\ (\text{因为 } F=100/f)$$

式中　P——棱镜度，△；

C——移心量，cm；

F——顶焦度，D；

f——焦距，cm。

培训单元 2　计算眼镜架的标称几何中心水平间距

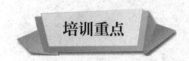

培训重点

能准确计算眼镜架的标称几何中心水平间距。

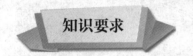

知识要求

一、眼镜架的标称尺寸

眼镜架的尺寸标志通常标记在镜腿上。与眼镜架测量方法相对应，标称的规格尺寸也有方框法与基准线法两种。例如：方框法标称尺寸 52 □ 18-135，基准线法标称尺寸 50-22-140。

二、眼镜架几何中心水平间距的计算

从前文中图 3-4、图 3-5 可知，眼镜架几何中心水平间距 m 可按下面公式计算：

$$m=c+2a$$

式中　m——眼镜架几何中心水平间距；

　　　c——在方框法中代表眼镜片间距，在基准线法中代表中线上的镜圈间距；

　　　$2a$——在方框法中代表眼镜片水平尺寸，在基准线法中代表中线上眼镜架的水平尺寸。

由此，根据眼镜架上的标志，可以算出眼镜架几何中心水平间距。

例如，眼镜架上标有 52 □ 18–135，则眼镜架的几何中心水平间距为 52 mm+18 mm，即 70 mm。但需要注意的是，此几何中心水平间距是由方框法而得，在制作模板时，模板的加工中心也要按照方框法来确定。

同样道理，眼镜架上标有 50–22–140，则眼镜架的几何中心水平间距为 50 mm+22 mm，即是 72 mm。如果是按照基准线法得到的几何中心水平间距，那么在制作模板时，模板的加工中心也要按照基准线法来确定。

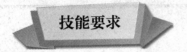

计算眼镜架几何中心水平间距

一、操作准备

1. 认识眼镜架标称尺寸的表达方式。

2. 识别眼镜架标称数据的含义。

3. 有标称尺寸的眼镜架。

二、操作步骤

1. 从眼镜架的产品标志上读出规格标称尺寸，如图 3–16 所示。

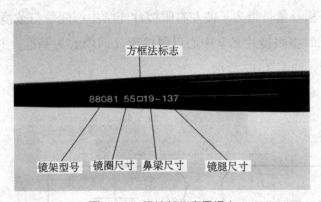

方框法标志

88081 55□19–137

镜架型号　镜圈尺寸　鼻梁尺寸　　镜腿尺寸

图 3–16　眼镜架的产品标志

2. 明确标志的方法，读出镜圈水平尺寸与鼻梁尺寸。

3. 将所读的数据代入公式：几何中心水平间距 = 镜圈水平尺寸 + 鼻梁尺寸。以图 3–16 中的数据为例，即 55 mm+19 mm，可得出几何中心水平间距为 74 mm。

培训项目 2

确定加工移心量

培训单元 1　计算眼镜片水平移心量

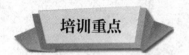

培训重点

能准确计算水平移心量。

知识要求

眼镜片水平移心量是指为了使左右眼镜片光学中心间距与戴镜者的瞳距一致，在眼镜定配加工时将眼镜片光学中心以眼镜架几何中心为基准，并沿其水平中心线平行移动的量，如图 3-17 所示。

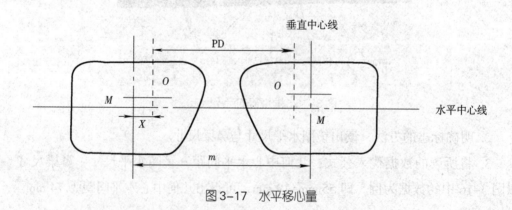

图 3-17　水平移心量

从图中可以看出，水平移心量（X）等于眼镜架几何中心水平间距（m）与瞳距（PD）的差值的一半。用公式表示如下：

$$X = \frac{m - PD}{2}$$

X 的数值有正负之分，是眼镜片光学中心水平移动方向的依据。当 $X>0$，即 $m>$PD 时，眼镜片的光学中心向眼镜片鼻侧方移动；当 $X<0$，即 $m<$PD 时，眼镜片的光学中心向眼镜片颞侧方移动；当 $X=0$，即 $m=$PD 时，眼镜片的光学中心与眼镜架几何中心一致，无须移动。

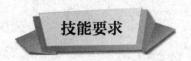

技能要求

计算眼镜片水平移心量

一、操作准备
1. 掌握并选择眼镜架规格的测量方法。
2. 测量并核定眼镜架的几何中心水平间距。

二、操作步骤
1. 读取验光配镜处方的瞳距数据。
2. 用眼镜架几何中心水平间距数值减去处方的瞳距数值，求出水平移心量。
3. 记好眼镜片移心量的符号与数值。
4. 明确眼镜片光学中心的移动方向与移动量。

例：眼镜架几何中心水平间距为 70 mm，验光配镜处方的瞳距为 62 mm。

$$X = (m - PD)/2 = (70\ mm - 62\ mm)/2 = 4\ mm$$

因此，两眼镜片光学中心分别向鼻侧移动 4 mm（见图 3-18）。

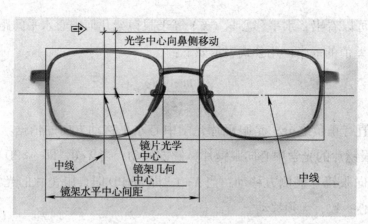

图 3-18　光学中心向鼻侧移动

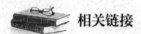 **相关链接**

眼睛瞳距的测量

眼睛瞳孔距离简称瞳距，是指当两眼视线呈正视或平行状态时的两眼瞳孔中心间的距离，一般用英文字母缩写"PD"来表示，其单位为毫米（mm），如图 3-19 所示。

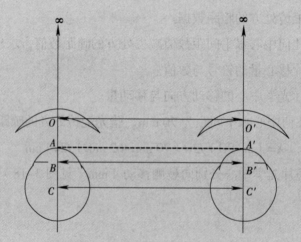

图 3-19　两眼瞳孔中心间的距离

从眼球生理状态上可将瞳距分成两眼瞳距和单眼瞳距两种。所谓两眼瞳距是指从右眼瞳孔中心到左眼瞳孔中心的距离，单眼瞳距是指分别从右眼或左眼的瞳孔中心到鼻梁中心线的距离。对于单眼受伤者、斜视眼者以及需配多焦点和渐进多焦点眼镜片者，均需测量其单眼瞳距。

在实际配镜中又根据使用目的将瞳距分为远用瞳距和近用瞳距两种。所谓远用瞳距是指两眼看远或常戴眼镜的瞳距，即指当两眼向无限远处平视时的两眼瞳孔中心间的距离。近用瞳距是指当眼睛注视近处目标，即在阅读眼前30~40 cm 的读物或进行近距离工作时，两眼处于集合状态下的瞳孔中心间的距离。因此，一般近用瞳距（NPD）总要小于远用瞳距（FPD），如图 3-20 所示。

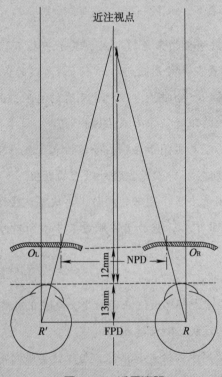

图 3-20　近用瞳距

1. 使用瞳距尺测量瞳距的方法

在两眼瞳孔处于正常生理状态时，理论上采用右眼瞳孔中心到左眼瞳孔中心之间的距离作为瞳距。但实际操作中瞳孔中心往往难以确定，所以，通常采用右眼瞳孔的外缘（颞侧）到左眼瞳孔的内缘（鼻侧）之间的距离或右眼瞳孔的内缘（鼻侧）到左眼瞳孔的外缘（颞侧）之间的距离作为瞳距，如图 3-21 所示。

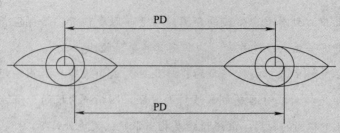

图 3-21　使用瞳距尺测量瞳距

（1）远用瞳距的测量

1）检测者与被检者相隔 40 cm 正面对坐，使眼睛的视线保持在同一高度上。

2）用右手的拇指和食指拿着瞳距尺，其余手指轻轻靠在被检者的脸颊上，然后将瞳距尺放置在鼻梁最低点处，并顺着鼻梁的角度倾斜。

3）检测者闭上右眼，令被检者注视检测者的左眼，并用左眼将瞳距尺的"零位"对准被检者的右眼瞳孔中心或右瞳内缘。

4）检测者睁开右眼，再闭上左眼，令被检者注视检测者的右眼，并用右眼准确读取被检者左眼瞳孔中心或左瞳外缘上的数值。

5）检测者重复测量右眼、左眼的操作，再次确认瞳距尺的"零位"是否对准被检者的右眼瞳孔中心，被检者左眼瞳孔中心所对瞳距尺的读数为远用瞳距。

（2）近用瞳距的测量

1）检测者与被检者相隔 40 cm 正面对坐，左眼正对被检者双眼中间。

2）被检者双眼都注视检测者左眼。

3）瞳距尺水平贴靠于被检者鼻根部，与眼镜离眼距离相似。

4）检测者闭上右眼，以左眼注视，将瞳距尺的"零位"对准被检者右眼瞳孔中心或右瞳内缘。

5）读出被检者左眼瞳孔中心或左瞳外缘所对瞳距尺的刻度。

6）检测者睁开右眼，仍令被检者继续注视左眼，用右眼读取被检者左眼瞳孔中心的数值。

（3）注意事项

1）检测者与被检者的视线应保持在同一高度上。

2）瞳距尺勿触及被检者睫毛。

3）当瞳距尺"零位"确定后，一定要拿稳瞳距尺，以免其左右移动。

4）一定要嘱咐被检者注视指定的注视物。

5）测量时应反复进行2～3次，取精确的数值。

2. 使用瞳距仪测量瞳距的方法

以角膜反射光合致式瞳距仪为例，如图3-22所示。

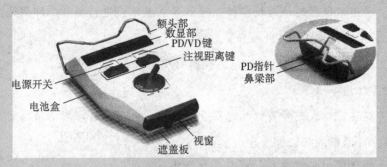

图3-22　角膜反射光合致式瞳距仪的结构

（1）测量步骤

1）依测量远用瞳距或近用瞳距的要求，将注视距离键调整到注视距离数值∞或30 cm标记▲的位置上。

2）打开电源开关。

3）将瞳距仪的额头部和鼻梁部轻轻放置在被检者的前额和鼻梁处。

4）叮嘱被检者注视绿色光亮视标。

5）检测者通过观察窗，可观察到被检者瞳孔上的反射亮点，然后分别移动RIGHT（右眼）PD可调键和LEFT（左眼）PD可调键，使PD指针与反射亮点对齐，如图3-23所示。

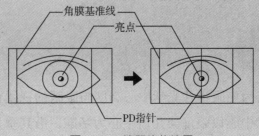

图3-23　瞳距仪的使用

6）读取瞳距仪数显部显示的数值。R 数值表示从鼻梁中心至右眼瞳孔中心的距离，代表右眼瞳距。L 数值表示从鼻梁中心至左眼瞳孔中心的距离，代表左眼瞳距。中间部所表示的数值代表两眼瞳孔之间的距离，即两眼瞳距（单位为 mm）。

7）如需测量单眼瞳距，可调节仪器下部的遮盖板键，将一眼遮盖后即可测得。

8）利用本仪器的视度切换键，可戴多焦点眼镜进行操作，即用远用部观察瞳孔，用近用部读取 PD 数值。

9）切换 PD/VD 键，可测得角膜间的距离。

（2）注意事项

1）观察窗口或测量窗口处勿用手指触摸，也不应有污垢。清洁时需用镜头纸蘸少许酒精液轻轻擦干净。

2）数值采用液晶显示，应避免其受外力压迫，以免损坏。

培训单元 2　按处方计算眼镜片光心的垂直移心量

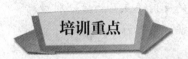

培训重点

能准确计算远用、近用眼镜的垂直移心量。

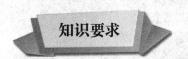

知识要求

垂直移心量是指为使眼镜片光学中心高度与眼睛的视线在眼镜架垂直方向上一致，将眼镜片光学中心以眼镜架几何中心为基准，沿其垂直中心线进行平行移动的量，如图 3-24 所示。

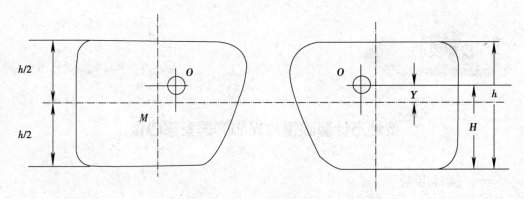

图 3-24　垂直移心量

M—眼镜架几何中心　O—眼镜片光学中心　Y—垂直移心量

h—镜圈垂直高度　H—眼镜片光学中心高度

一、远用眼镜光学中心垂直移心量的计算方法

一般在实际装配加工中，要求远用眼镜的光学中心高度应在瞳孔中心上边缘处，即眼镜片的光学中心在眼镜架几何中心上移 1～2 mm 处。

从图中可以看出，垂直移心量 Y 等于眼镜片光学中心高度 H 与 1/2 镜圈垂直高度的差值，即：

$$Y=H-\frac{h}{2}$$

Y 的数值有正负之分，是眼镜片光学中心高度即垂直移动方向的依据。当 $Y>0$，即 $H>\frac{h}{2}$ 时，眼镜片的光学中心向上方移动；当 $Y<0$，即 $H<\frac{h}{2}$ 时，眼镜片的光学中心向下方移动；当 $Y=0$，即 $H=\frac{h}{2}$ 时，眼镜片的光学中心无需移动。

二、近用眼镜光学中心垂直移心量的计算方法

近用眼镜的光学中心高度应在瞳孔中心垂直下边缘处，即与眼镜架几何中心水平线一致或略低于中心水平线 1～2 mm。但在配制多焦点眼镜片或渐进多焦点眼镜片时，应根据不同的要求来确定眼镜片的光学中心高度。

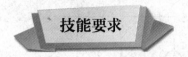

按处方计算眼镜片光心的垂直移心量

一、操作准备

1. 明确并选择眼镜架规格的测量方法。

2. 测量好镜圈的垂直高度。

二、操作步骤

1. 计算架圈垂直高度的 $\frac{1}{2}$ 的数值。

2. 按照验光处方配镜用途（远用或近用）明确对眼镜光学中心的高度要求。

3. 用光学中心高度减去镜圈垂直高度的 $\frac{1}{2}$ 得出垂直移心量。

4. 记好眼镜片垂直移心量的符号与数值。

5. 明确眼镜片光学中心的移动方向与移动量。

例：用方框法测出镜圈的垂直高度 42 mm（几何中心高度为 21 mm），验光处方所配镜为近用并要求光学中心下移 2 mm，即光学中心高度为 19 mm。

$$Y=H-\frac{h}{2}=19\ \text{mm}-\frac{42\ \text{mm}}{2}=19\ \text{mm}-21\ \text{mm}=-2\ \text{mm}$$

由于垂直移心量为负值，因此，两眼镜片光学中心分别向下方移动 2 mm。

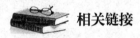 相关链接

人眼的视角与眼镜片的视场

视角就是由外界两点发出的光线经眼内结点所形成的夹角。正常情况下，人眼能分辨出两点间的最小距离所形成的视角为最小视角，即一分视角。视力表就是以一分视角为单位进行设计的。

　　眼镜片的视场，通俗地说就是通过眼镜片所能看到的范围。视场一般以角度来表示，也就是通过透镜能看到的最大角度范围。设某人戴一副空眼镜架，其视场范围即为镜圈对眼球转动中心的张角（见图3-25a）。安装眼镜片后，经过透镜折射后的光锥就会有变化，通过负眼镜片，光锥扩大（见图3-25b）；通过正眼镜片，光锥缩小（见图3-25c）。可以看出正透镜将原对应于框架的张角减小，而负透镜将原对应于框架的张角增大。空框架相对于眼转动中心的张角称作视觉视场，而透镜的有效直径相对于转动中心共轭点的张角称为实际视场，前者仅与镜圈的大小和位置有关，而后者除与眼镜片的大小、位置有关外，还与眼镜片的屈光度有关。

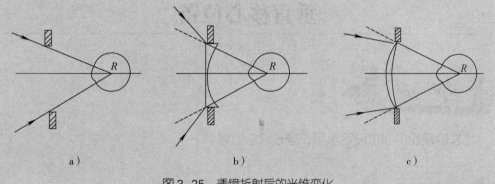

　　　　a）　　　　　　　　　　b）　　　　　　　　　　c）

图3-25　透镜折射后的光锥变化
a）视觉视场　b）负透镜的影响　c）正透镜的影响

培训项目 **3**

安装吸盘

培训单元 1　使用中心仪设定水平、垂直移心位置

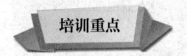

培训重点

能准确使用中心仪设定水平、垂直移心位置。

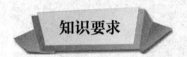

知识要求

一、中心仪的结构及工作原理

中心仪是用来确定眼镜片加工中心，使眼镜片的光学中心水平距离、光学中心高度和柱镜轴位等达到配装光学质量要求的仪器。

中心仪的结构如图 3-26 所示。它的工作原理是通过在标准模板几何中心水平和垂直基准线上移动眼镜片光学中心至水平和垂直移心量处，从而寻找出眼镜片的加工中心。

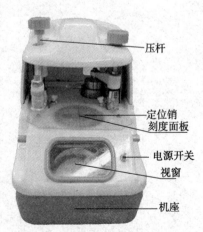

图 3-26　中心仪的结构

二、在中心仪上设定水平、垂直移心位置的方法

在中心仪上设定水平、垂直移心位置的方法是将刻度面板的十字中点按配镜移心要求在水平、垂直的坐标上移动，移动后的刻度面板十字中点将是眼镜片光学中心所对位置。

除个别品牌外，大多数的中心仪刻度面板只有十字垂直线可移动，即对于眼镜片光学中心是水平位置移动，而刻度面板的十字水平线不可移动。若要十字线图向垂直方向移动，只能借助十字线图之下的垂直坐标轴读出，没有可视的水平垂直都可以移位的十字中点。

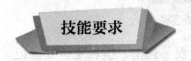

技能要求

使用中心仪设定水平、垂直移心位置

一、操作准备
1. 根据验光处方及眼镜架规格已确定眼镜片光学中心的水平、垂直移心量。
2. 开启中心仪电源开关，点亮照明灯。

二、操作步骤
1. 将中心仪压杆吸盘架转至侧边位置（见图3–27）。

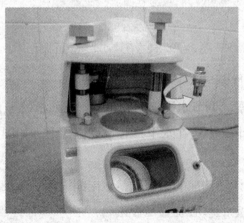

图3–27　吸盘架转至侧边

2. 旋转水平移动旋钮，通过视窗观察，将刻度面板的十字中心对准刻度面板

的坐标原点，如图 3-28 所示。

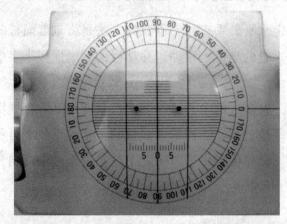

图 3-28 将刻度面板十字中心对准坐标原点

3. 将做好的标准模板正面（记有 R 或刻度线的一面）朝上，模板定位孔标记朝里装入中心仪刻度面板的两个定位销中，以确定右眼镜片的加工中心。当确定左眼镜片加工中心时，将标准模板反面朝上，模板定位孔标记仍然朝里装入即可，如图 3-29 所示。

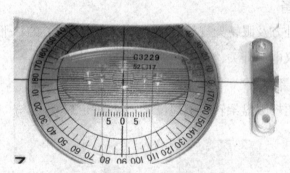

图 3-29 模板在中心仪刻度面板上

4. 根据配镜移心量设定水平移心位置

（1）通过视窗观察，调节水平移动旋钮将刻度面板的垂直线作水平移动。

（2）刻度面板的十字中点在水平移心量点位置上，如图 3-30 所示，水平移心量为 3 mm。

5. 对于有垂直向移动功能的中心仪，根据配镜移心量设定垂直移心位置。

6. 检查中心仪设定的移心位置是否正确

（1）以模板鼻侧方及上方为基准，检查并核实中心仪设定的移心方向。

（2）以中心仪刻度板坐标原点为基准，检查并核实中心仪设定的移心量。

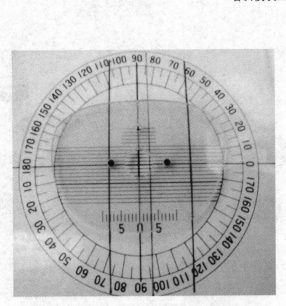

图 3-30 十字中心水平移心量为 3 mm

三、注意事项

1. 模板装入中心仪刻度面板定位销中时，放置面以及放置方向要正确。模板放置面错误会导致左右眼镜片调换的加工错误，模板定位标记方向错误会导致眼镜片上下颠倒的加工错误。

2. 在中心仪上设定水平、垂直移心位置的操作会因不同的仪器稍有差异，操作前要先掌握其使用方法。

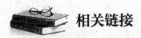 **相关链接**

各种类型的中心仪

如图 3-31 所示为内置三维立体扫描仪，其性能与特点是：可真实扫描镜圈、模板形状；可智能化全自动固定眼镜片，X、Y 方向及轴向自动确认；具备自动查片功能；定位更加准确；装有彩色触摸屏，操作简单、方便；可以与磨边机组成从小到大的多种磨边系统。

如图 3-32 所示的中心仪与普通的中心仪原理相同，但具有的特点是：大屏幕，高精度；眼镜片三点支承，可保持稳定；高度适宜，操作简便；重量轻，结构紧凑。

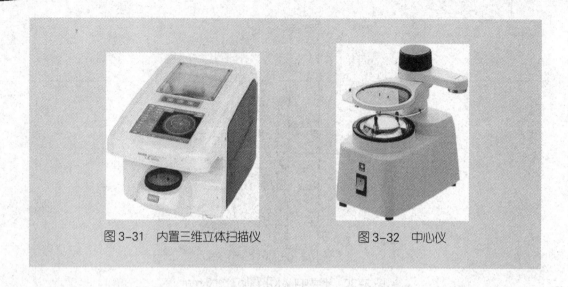

图 3-31　内置三维立体扫描仪　　　　图 3-32　中心仪

培训单元 2　使用中心仪对眼镜片的加工中心进行定位

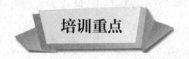

能准确在中心仪上对眼镜片的加工中心进行定位。

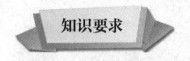

一、保证眼镜片加工中心正确定位要考虑的因素

要保证眼镜片加工中心正确定位，一定要考虑以下几方面因素的影响。

1. 焦度计所确定的眼镜片光学中心要正确。

2. 中心仪上所设定的水平、垂直移心位置要正确。

3. 眼镜片的光学中心与中心仪移心设定后的刻度面板十字中点重合要准确。

4. 眼镜片移心定位以后，吸盘压吸眼镜片时要确保眼镜片不能移动。

以上因素是从技术的角度来保证眼镜片加工中心正确到位，而足够尺寸的加工毛边眼镜片是眼镜片加工中心正确到位的前提条件。

二、毛边眼镜片的尺寸

毛边眼镜片的尺寸在眼镜片包装袋上有标志。按照眼镜片国家标准，眼镜片尺寸分为下列几类：

- 标称尺寸（d_n）：由制造厂标定的尺寸（mm）。
- 有效尺寸（d_e）：眼镜片的实际尺寸（mm）。
- 使用尺寸（d_u）：光学使用区的尺寸（mm）。

标明直径的眼镜片，尺寸偏差应符合下列要求：

- 有效尺寸（d_e）：$d_n-1 \text{ mm} \leq d_e \leq d_n+2 \text{ mm}$。
- 使用尺寸（d_u）：$d_u \geq d_n-2 \text{ mm}$。

使用尺寸允许偏差不适用于特殊曲面眼镜片，如缩径眼镜片等。

三、眼镜片移心加工时的毛边眼镜片最小有效直径

在实际眼镜定配工作中，对毛边眼镜片尺寸的要求不单纯考虑眼镜片本身的尺寸，更重要的是要考虑眼镜片移心后毛边眼镜片的尺寸需要。从节约成本的角度出发，眼镜片移心加工时，毛边眼镜片最小有效直径应是模板最大尺寸与2倍水平或垂直最大移心量及加工耗量之和。

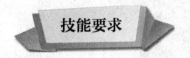

技能要求

使用中心仪对眼镜片的加工中心进行定位

一、操作准备

1. 待加工眼镜片已测量其顶焦度、光学中心并打好印记。

2. 模板按规范（即有刻度线的一面朝上）装入中心仪刻度面板的定位销上。

3. 根据移心量设定中心仪水平、垂直移心位置。

二、操作步骤

1. 取与模板相对应的加工眼镜片（先右后左）凸面向上放置在模板上（见图3-33）。

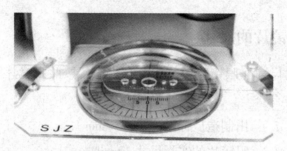

图 3-33　将眼镜片凸面朝上放置在模板上

2. 通过视窗观察，移动眼镜片使眼镜片的光学中心与移心设定后的刻度面板十字中点重合：

（1）将眼镜片作水平移动，使光学中心对准刻度面板十字的垂直线。

（2）将眼镜片作垂直移动，使光学中心对准刻度面板十字的水平线；若中心仪刻度面板的十字水平线不可移动，要借助十字线图之下的垂直坐标轴读出数量，再将眼镜片作垂直移动。

1）加工远用眼镜，眼镜片光学中心垂直移动到水平坐标轴上 2 mm 位置。

2）加工近用眼镜，眼镜片光学中心垂直移动到水平坐标轴下 2 mm 位置。

3. 检查眼镜片光学中心是否对准刻度面板十字的中点。

4. 通过视窗检查模板的投影是否在毛边眼镜片之内，并满足与毛边眼镜片边缘最小距离大于或等于 2 mm（见图 3-34）。

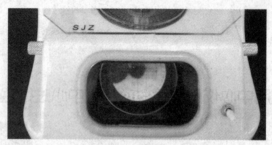

图 3-34　通过视窗检查模板投影是否在毛边眼镜片之内

5. 检查模板在毛边眼镜片的投影区域有无影响光学性能的缺陷，并作处理：

（1）对于球镜，模板投影在毛边眼镜片的区域如有影响光学性能的缺陷，应转动眼镜片放置方向，重新确定眼镜片水平和垂直移心位置。

（2）对于球镜，模板投影在毛边眼镜片的区域有影响光学性能的缺陷，转动眼镜片放置后仍无法避免，应退换发料再加工。

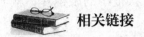

相关链接

毛边眼镜片

　　毛边眼镜片是指已完成表面光学加工，但尚未按眼镜架尺寸和几何形状磨边加工的眼镜片。通常，生产商为了方便眼镜片的销售，将眼镜片的顶焦度以 0.25 D 为间隔，球镜 0.00 ~ -8.00 DS，柱镜 -0.50 ~ -2.00 DC 的产品进行批量生产。在此规格之外的眼镜片，由于市场的需求量相对较小，因此把这部分产品放在专门进行二次加工的小车间（车房）进行加工。

　　目前，眼镜片直径通常为 60 ~ 80 mm。

培训单元 3　确定吸盘方向并上吸盘

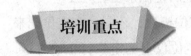

能正确放置吸盘方向并对镜片上好吸盘。

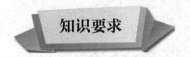

一、吸盘的种类及选择

　　吸盘按材质可分为橡胶吸盘和塑料吸盘两种。其中，塑料吸盘要配合双面贴使用。通常在加工眼镜片凸面弯度 3.00 D 以下及顶焦度 5.00 D 以下的眼镜片时，可以采用橡胶吸盘。但是，对于弯度高及顶焦度高的眼镜片，如果采用橡胶吸盘，在加工过程中眼镜片容易产生位移，以致造成光学中心的水平偏差及垂直误差，加工上称为"跑偏"现象。所以在这种情况下要采用塑料吸盘，并配合利用双面贴的黏附力确保眼镜片固定。

另外，吸盘在形状规格上也有大小之分。如果要加工形状很小的眼镜片，就要选择专门适用于加工小眼镜片的吸盘，如图 3-35 所示。

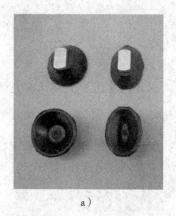 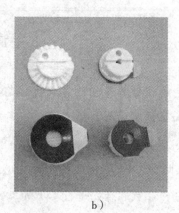

a)   b)

图 3-35　眼镜片加工吸盘

a）橡胶吸盘　b）塑料吸盘

二、确定吸盘方向和上吸盘的方法

眼镜片在半自动磨边机上的位置通常是通过半自动磨边机上吸盘座的定位槽来确定的。安装吸盘时，要将吸盘上的定位槽与定位仪上的定位条正确对接，在眼镜片上吸盘后，同样要将吸盘上的定位槽与磨边机上的定位条正确对接。

而全自动磨边机的吸盘方向，除了吸盘座上的定位槽外，还有一个定位孔来确定，所以在安装吸盘时，要将吸盘上的定位孔与定位仪上的定位钉正确对接，在眼镜片上吸盘后，同样要将吸盘上的定位孔与磨边机上的定位钉正确对接。

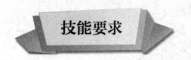

技能要求

确定吸盘方向并上吸盘

一、操作准备

1. 确认中心仪上眼镜片光学中心正确到位。

2. 选择适合所加工眼镜的吸盘。

二、操作步骤

1. 将中心仪的压杆架从侧边旋转到眼镜片位置。

2. 将橡胶吸盘按定位孔指示方向放入吸盘压杆架端头，如图 3-36 所示。

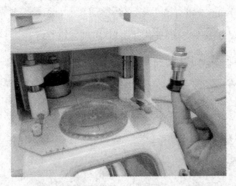

图 3-36 将吸盘放入吸盘压杆架端头

3. 移动吸盘几何中心使其与模板中心重合。

4. 用右手固定眼镜片，左手按压吸盘压杆，进行眼镜片的上盘操作，如图 3-37 所示。

5. 提起压杆，将吸盘（已吸眼镜片）从压杆架端头取出，如图 3-38 所示。

6. 对已上吸盘的眼镜片作右片（R）或左片（L）的标记。

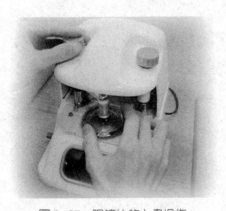 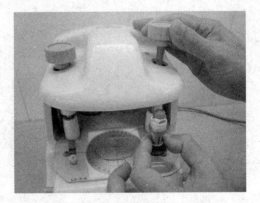

图 3-37 眼镜片的上盘操作　　　　　图 3-38 从压杆架端头取出吸盘

三、注意事项

1. 有些吸盘没有定位孔标记，对于半自动磨边机，吸盘是依靠定位槽来定位的，眼镜片加工时有可能错误旋转 180°。因此，在眼镜片及模板上作一些方向或位置的记号是十分必要的。

2. 眼镜片上吸盘后从压杆架端头取出时，不要用手直接取眼镜片，而是取吸盘时带出眼镜片。

思考题

1. 测量眼镜架几何中心水平间距的作用是什么?

2. 如何测量眼镜架的几何中心水平间距?

3. 什么是移心? 移心有什么作用?

4. 什么是水平移心? 什么是垂直移心?

5. 什么是水平移心量? 什么是垂直移心量?

6. 焦度计有哪些用途?

7. 毛边眼镜片的尺寸标志有哪几项?

8. 眼镜片直径对移心量有什么影响?

9. 中心仪的用途是什么? 应如何操作使用?

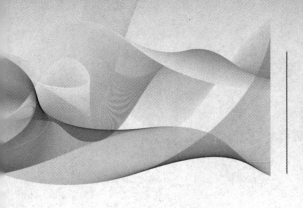

培训模块 四
磨边

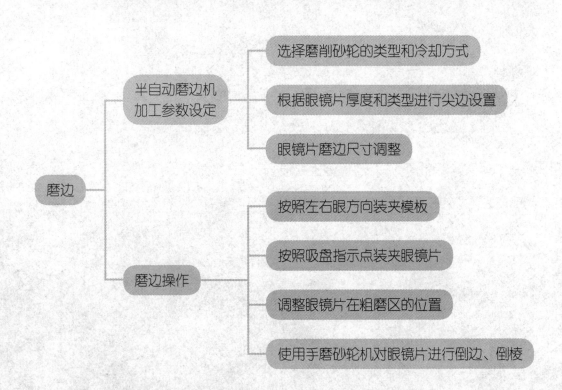

内容结构图

磨边
├── 半自动磨边机加工参数设定
│   ├── 选择磨削砂轮的类型和冷却方式
│   ├── 根据眼镜片厚度和类型进行尖边设置
│   └── 眼镜片磨边尺寸调整
└── 磨边操作
    ├── 按照左右眼方向装夹模板
    ├── 按照吸盘指示点装夹眼镜片
    ├── 调整眼镜片在粗磨区的位置
    └── 使用手磨砂轮机对眼镜片进行倒边、倒棱

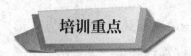

培训项目 1

半自动磨边机加工参数设定

培训单元 1　选择磨削砂轮的类型和冷却方式

培训重点

能按照眼镜片材料正确选择磨削砂轮的类型和冷却方式。

知识要求

一、半自动磨边机的结构与工作原理

自动磨边机按模板的存在形式可分为半自动磨边机和全自动磨边机两种。半自动磨边机是仿照实物模板进行自动仿形磨削眼镜片的加工设备，眼镜片磨边的加工参数、加工模式由操作者设定完成。

半自动磨边机（见图 4-1）包括操作控制、加工、水冷、动力和程控机构。

操作控制机构包括眼镜片材料类型选择（玻璃片、树脂片、PC 片）、眼镜片尖边类型的选择（平边、自动尖边、设计尖边）、加工尺寸大小的调节和尖边弯度调节。

加工机构包括模板固定装置、眼镜片夹持装置、磨削定位装置和砂轮组合（玻璃粗磨砂轮、树脂粗磨砂轮、平磨砂轮、V 形槽细磨砂轮）。

水冷机构包括水箱、电泵。

动力和程控机构包括电动机、计算机芯片等。

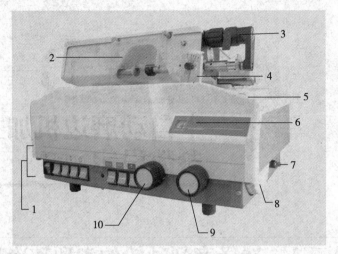

图 4-1　半自动磨边机

1—控制面板　2—机头防水盖　3—模板夹持装置　4—尖边弯度调节装置　5—尺寸盘　6—尖边设置显示窗
7—进水阀门　8—眼镜片加工调节盘　9—精磨设置旋钮　10—粗磨设置旋钮

半自动磨边机的眼镜片磨边过程为：装夹模板→装夹眼镜片→磨削方式选择→粗磨设置→精磨设置→磨边尺寸调整→冷却方式设置→磨边→（重修）→倒安全角→（抛光）。

半自动磨边机启动时，固定模板与固定眼镜片同轴转动，眼镜片按照模板及设定的尖边模式在砂轮上进行仿真磨削。磨边完成的眼镜片与模板的形状、大小（可调整设定）完全相同。

二、半自动磨边机的操作面板

半自动磨边机的操作面板（见图 4-2）由指示牌、按键和旋钮组成，包括以下几部分。

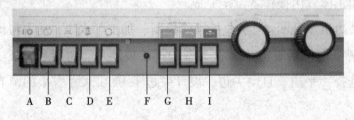

图 4-2　操作面板

1. 磨削方式控制

按键 A：按键拨向上方，启动机器；按键拨向下方，断电关机。

按键 B：按键拨向上方，粗磨时选择眼镜片来回磨削方式，即眼镜片在一个角度内来回转动磨削到位才转动到另一个角度磨削；按键拨向下方，粗磨时选择眼镜片单向磨削方式，即眼镜片向一个方向转动不断地磨削到位。

按键C：按键拨向上方，粗磨和精磨程序连续进行，即眼镜片粗磨到精磨之间不停顿；按键拨向下方，只进行粗磨，眼镜片磨削在精磨之前停止，需进行精磨设置后再继续磨削。

按键D：按键拨向上方，磨设计尖边时提升眼镜片；按键拨到中间，取消磨片计时（机器始终处于磨片状态）；按键拨向下方，磨设计尖边时降低眼镜片。

按键E：按键拨向上方，夹片轴自动转动；按键拨向中间，夹片轴停止转动；按键拨向下方，夹片轴手动控制转动。

2. 磨削类型控制

指示灯F：眼镜片磨削到位指示灯。当正在磨削的眼镜片达到磨削要求时此灯亮。

按键G：玻璃眼镜片磨边启动按键。按键拨到下方，玻璃眼镜片开始磨边。

按键H：树脂眼镜片磨边启动按键。与玻璃眼镜片磨边启动按键同时拨向下方时，树脂眼镜片开始磨边。

按键I：精磨重修按键。按键拨向下方，经磨削过的眼镜片进入精磨。

3. 粗磨设置旋钮

粗磨设置旋钮（见图4-3）可双向转动，用于玻璃眼镜片与树脂眼镜片粗磨砂轮的选择。旋钮指示线所对标志为选定设置。

4. 精磨设置旋钮

精磨设置旋钮（见图4-4）可双向转动，用于眼镜片尖边类型的磨削选择。旋钮转动时显示窗出现不同尖边设置的标志。

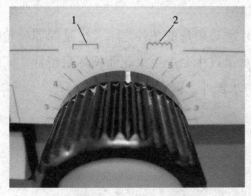

图4-3 粗磨设置旋钮
1—粗磨玻璃片标志 2—粗磨树脂片标志

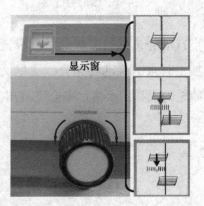

图4-4 精磨设置旋钮和显示窗图标

三、半自动磨边机磨削砂轮的类型和冷却方式

1. 半自动磨边机磨削砂轮的类型

自动磨边工艺采用砂轮成形法磨边。为了保证磨削质量与效率，自动磨边机设有砂轮组合（见图 4-5），包括玻璃眼镜片粗磨砂轮（图中 A）、树脂眼镜片粗磨砂轮（图中 B）和眼镜片精磨砂轮（该砂轮一般分为两个区，C1 区为平边精磨区，C2 区为尖边精磨区。若砂轮组合有两块精磨砂轮，则平边精磨砂轮与尖边精磨砂轮分开）。

2. 半自动磨边机的冷却方式

半自动磨边机以给排水为工作冷却方式，出水口（见图 4-6）对着眼镜片的角度可以调整，出水量可以调节。转动出水控制阀门，水量可分别变为无水、小水、大水。不同的眼镜片材料加工时的冷却方式不同，玻璃眼镜片粗磨和精磨时都要加水冷却且水量稍大；热固型树脂眼镜片与玻璃眼镜片相同，但水量可稍小；热塑型树脂眼镜片粗磨时不加水冷却，只是在精磨时才加入少量的冷却水。

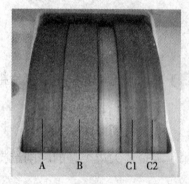

图 4-5　砂轮组合

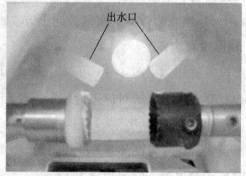

图 4-6　供水冷却装置

半自动磨边机的冷却是保证眼镜片磨边质量的条件之一，也是保养砂轮的需要。加工时水的流动要充分、适量。水量过小会产生火花而损坏眼镜片，同时会加大砂轮的损耗；水量过多会飞溅出防水盖外，影响加工环境。

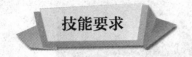

技能要求

技能 1　选定磨削砂轮的类型

一、操作准备

1. 接通电源。

2. 机器试运行后待机。

二、操作步骤

1. 确认眼镜片材料类型（如玻璃眼镜片、树脂眼镜片、PC 眼镜片）。

2. 根据眼镜片材料类型选定相应的粗磨砂轮。

（1）玻璃眼镜片粗磨

1）逆时针转动粗磨设置旋钮，使指示线置于粗磨玻璃片标志位置，如图 4-7 所示。

2）按下玻璃眼镜片磨边启动键，开始玻璃眼镜片磨边，如图 4-8 所示。

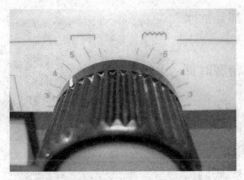
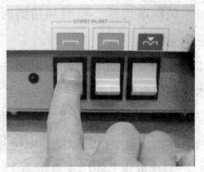

图 4-7　旋钮指示线置于粗磨玻璃片标志　　　图 4-8　开始玻璃眼镜片磨边

（2）树脂眼镜片粗磨

1）顺时针转动粗磨设置旋钮，使指示线置于粗磨树脂片标志位置，如图 4-9 所示。

2）同时按下玻璃眼镜片磨边启动键与树脂眼镜片磨边启动键，开始树脂眼镜片磨边，如图 4-10 所示。

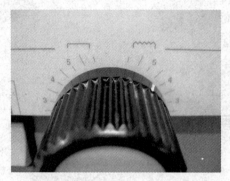
图4-9　旋钮指示线置于粗磨树脂片标志

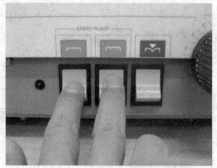
图4-10　开始树脂眼镜片磨边

技能2　选择眼镜片加工的工作冷却方法

一、操作准备

1. 接通水源、电源，检查水箱的水量和水质。

2. 接通排水管道，由自来水供水，循环水冷却排入水箱。

3. 试运行机器，检查供水与排水。

二、操作步骤

1. 制定磨削眼镜片的加工冷却方案。

（1）玻璃眼镜片：粗磨和精磨时都要加水冷却且水量稍大。

（2）热固型树脂眼镜片：粗磨和精磨时都要加水冷却但水量稍小。

（3）热塑型树脂眼镜片：粗磨时不加水冷却，精磨时加少量水冷却以防止眼镜片打滑。

2. 控制水量调节阀门（见图4-11）。阀门扳手处于竖向时关闭进水，阀门扳手向ON调节时开启进水，阀门扳手向横向调节越多水量越大。

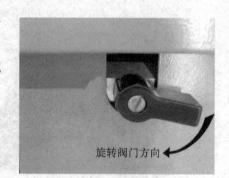
旋转阀门方向
图4-11　水量调节阀门

3. 调整出水口，使出水对准眼镜片与砂轮磨削位置。

4. 放下防水盖。

三、注意事项

试运行机器，检查供水与排水时不要放眼镜片试机。

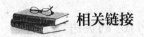 相关链接

热塑材料与热固材料

　　光学树脂材料是一种由碳、氢、氮、氧等元素组成的高分子有机化合物，按其理化特性可分为热固材料和热塑材料两种。热塑材料加热成形后可以反复加热软化和再冷却硬化即回复可塑性。热固材料最初是软的，但加热成形后不可逆转地成为硬的刚性固体，即一旦成形便不能再回复。热固材料比热塑材料的密度高、硬度大，热塑材料材质软，磨削时还会绽出线状渣屑，若加上冷却水渣屑则成糊状粘在砂轮上导致无法磨削。因此，磨削加工的冷却处理方案要根据材料选择。最常用的 CR 眼镜片（哥伦比亚树脂片）是热固材料；PMMA 眼镜片（亚克力片）和 PC 眼镜片（太空片）同属热塑材料。

培训单元 2　根据眼镜片厚度和类型进行尖边设置

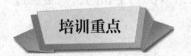 培训重点

能根据眼镜片厚度、类型正确设置尖边。

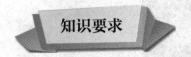 知识要求

一、磨边加工的尖边类型

自动磨边机的尖边类型有三种：

1. 平边

眼镜片边缘磨成平边，磨成平边后可再选择是否进行平边抛光。

2. 自动尖边

自动尖边又称为普通尖边，即将眼镜片边缘磨成角度为 110° 的尖边。尖边在眼镜片边缘的位置由磨边机自动设置，这是磨边机设计时所设定的。

3. 设计尖边

设计尖边又称为强制尖边。眼镜片边缘虽然仍然是 110° 的尖边，但通过设置选择，尖边在眼镜片边缘的位置可任意变化，如在镜面边缘 1/3 的位置等。在设计尖边状态下，通过另外的设置还可以改变眼镜片边缘的尖边弯度。

二、尖边类型设置方法

眼镜片尖边的设置属于眼镜片精磨设置。操作时，旋转半自动磨边机精磨设置旋钮，尖边设置显示窗出现平边、自动尖边、设计尖边的图标。显示窗显示的尖边标志为当前所选尖边类型，即所磨眼镜片按该尖边进行倒棱。

对于设置平边或自动尖边，旋转精磨设置旋钮不但使尖边设置显示窗出现平边、自动尖边图标，而且要使显示窗内指示线对准所选尖边图标的中线。而设置设计尖边，则是根据加工意图将指示线置于图标中线的左边或者右边，以达到尖边位置的改变。

尖边设置可以在加工设定选择眼镜片粗磨精磨连续磨削方式时，与粗磨设置同时完成。也可以在选择眼镜片粗磨精磨不连续磨削方式时，在眼镜片粗磨完成后才进行尖边设置。眼镜片磨削方式的选择由操作面板改变磨削方式按键方向来确定，如图 4-12 所示。不同的两种磨削方式的尖边设置方法完全相同，只是尖边设置操作的时间不同。

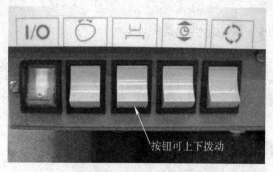

图 4-12　磨削方式选择

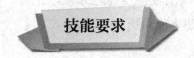

技能要求

根据眼镜片厚度和类型进行尖边设置

一、操作准备

1. 明确眼镜片的尖边需求。

2. 检查粗磨设置或完成情况。

二、操作步骤

1. 平边设置

（1）逆时针转动精磨设置旋钮，使显示窗出现平边图标。

（2）微调精磨设置旋钮，使显示窗内指示线对准平边标志的中线，如图4-13所示。

2. 自动尖边设置

（1）顺时针转动精磨设置旋钮，使显示窗出现自动尖边图标。

（2）微调精磨设置旋钮，使显示窗内指示线对准自动尖边标志的中线，如图4-14所示。

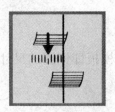
图4-13　指示线对准平边标志的中线

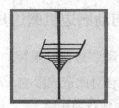
图4-14　指示线对准自动尖边标志的中线

3. 设计尖边设置

（1）逆时针转动精磨设置旋钮，使显示窗出现设计尖边图标。

（2）微调精磨设置旋钮，使显示窗指示线按尖边位置需要指向标志中线两侧的刻度，如图4-15所示。

4. 尖边选择

尖边两角边长分配是否一致（尖边位置）应该根据镜

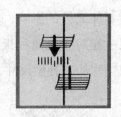
图4-15　显示窗指示线指向标志中线两侧刻度

片度数而定。中、低度数镜片的夹角两边长度相同。高度近视镜片边缘较厚，尖边比例约为 1：2，也就是说朝凸表面角边窄一些，朝凹表面角边宽一些。

三、注意事项

磨尖边的首要条件是机器保持水平，因为固定眼镜片的同心轴在机体上能自由移动。如机器不够水平，轴会向低的方向移动而造成尖边前后位置比例失调。

培训单元 3　眼镜片磨边尺寸调整

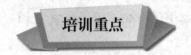

培训重点

能根据眼镜片、眼镜架材质、模板大小及砂轮磨损准确调整磨边尺寸。

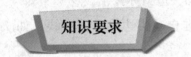

知识要求

一、自动磨边机磨边尺寸的影响因素

通常自动磨边机对眼镜片进行打磨后，其尺寸与模板即镜圈的尺寸吻合，但有几种因素会对此造成影响，需要进行磨边尺寸的调整。

1. 眼镜架材料因素

金属眼镜架几乎无伸缩性，而塑料眼镜架则不同，且不同种类塑料材质制成的眼镜架伸缩性也不相同。按照眼镜框大小制作模板所磨出来的眼镜片受眼镜框材料伸缩性的影响，其与眼镜框的相对尺寸也会发生变化，注塑眼镜架的眼镜片尺寸相对于金属和板材眼镜架的尺寸要大。因此，对于不同的眼镜架要有不同的眼镜片加工补偿尺寸，见表 4-1。

表4-1 不同眼镜架的眼镜片加工补偿参考值

眼镜架类型	眼镜片加工补偿参考尺寸（mm）
金属架	+0.0
塑料板材架	+0.3
塑料注塑架	+0.5

2. 砂轮因素

自动磨边机砂轮在进行磨边加工的同时会有一定的损耗。当损耗达到一定程度时，便会对磨边完成的眼镜片尺寸产生一定影响，从而造成眼镜片磨边尺寸的偏差。

3. 其他因素

眼镜片的材料、眼镜架类型、模板与镜框大小误差以及所选精磨模式等都会影响眼镜片磨边加工的尺寸。

二、半自动磨边机磨边尺寸调整装置

半自动磨边机磨边尺寸调整装置包括尺寸调节盘和尺寸刻度盘（见图4-16）。

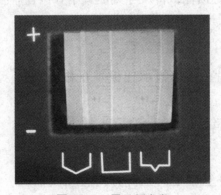

图4-16 尺寸刻度盘

1. 尺寸调节盘

尺寸调节盘转动时带动放置模板承托板上下调节，尺寸大小调节量在尺寸刻度盘上反映。

2. 尺寸刻度盘

尺寸刻度盘共有3个尺寸标尺，从左到右依次代表精磨自动尖边、平边、设计尖边的尺寸调整。各标尺上的数字代表加工尺寸的改变量，数字表达的含义因设备产地不同而不同。欧洲标准：黑色数字代表加工尺寸增加，红色数字代表加工尺寸减少。美国标准：加工尺寸增加和减少都用黑色数字，分别用正负符号表示。

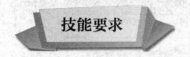

根据眼镜片及眼镜架材质、模板大小、砂轮磨损调整磨边尺寸

一、操作准备

1. 装好模板。

2. 了解磨边机当前加工尺寸的精确度。

3. 分析所加工眼镜架、眼镜片影响尺寸变化以及模板尺寸调整的因素。

4. 确定磨边尺寸的补偿与调整量。

二、操作步骤

1. 旋转尺寸调节盘，使尺寸刻度归于标准尺寸刻度上。

（1）若砂轮基本没有损耗，将尺寸刻度置于 0 位置。

（2）若砂轮已有损耗，将尺寸刻度置于正常偏差量值位置。

2. 旋转尺寸调节盘，使模板承托板垂直移动，如图 4-17 所示。

（1）承托板向上，眼镜片加工尺寸放大。

（2）承托板向下，眼镜片加工尺寸缩小。

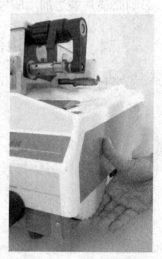

图 4-17　尺寸调节盘操作

3. 在标准尺寸刻度基础上向正确方向移动所需调整量。

（1）放大：在标准尺寸刻度上再加调整数量刻度。

（2）缩小：在标准尺寸刻度上再减调整数量刻度。

4. 核对加工尺寸的调整方向与调整量的读数。

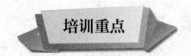

磨边操作

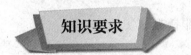

培训单元 1　按照左右眼方向装夹模板

培训重点

能按照左右眼方向在半自动磨边机上正确装夹模板。

知识要求

一、半自动磨边机的模板装夹装置

磨边操作是把符合验光处方且定好加工中心的毛边眼镜片，按照与眼镜架镜圈几何形状一致的模板样式加工的工序。

半自动磨边机的模板装夹装置由模板固定轴、模板固定座、保险压盖（带压力调节）、承托板构成，如图 4-18 所示。模板固定轴也是眼镜片固定的轴，轴的端头装有能嵌插模板固定孔的固定座。保险压盖关闭与打开起着固定模板保险与拆卸模板的作用。模板承托板的调节起着调整眼镜片加工尺寸的作用。

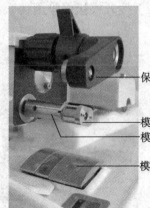

保险压盖

模板固定座
模板固定轴

模板承托板

图 4-18　模板装夹装置

二、装夹模板对磨边的影响

半自动磨边机的眼镜片磨边是按照模板进行仿形加工的。模板除了要与眼镜架镜圈形状一致以外，更重要的是要确定与光学数据相关的加工中心。模板要分左右眼，有上下方向之分。若不分正反面随意装夹模板，则可能出现加工的眼镜片左右换置，导致光学中心水平移向相反，散光轴向错误的情况；若模板装夹上下方向颠倒，同样会出现光学中心垂直移向的错误，失去区分远用镜与近用镜的意义。可见，正确装夹模板是眼镜片磨边光学质量的保证。

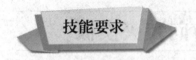

技能要求

按照左右眼方向装夹模板

一、操作准备

1. 准备好待装夹的模板。
2. 明确模板正反、鼻侧、上方标志，必要时比照眼镜架核实。

二、操作步骤

1. 拆卸要更换的模板

（1）转动压力调节旋钮以减小夹模板的压力，如图 4-19 所示。

（2）拨开模板保险压盖，如图 4-20 所示。

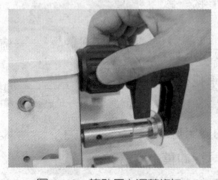
图 4-19　转动压力调节旋钮

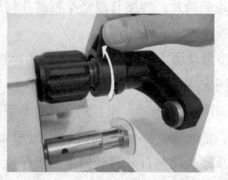
图 4-20　拨开模板保险压盖

（3）拆卸固定轴上要更换的模板，如图 4-21 所示。

1）两手拇指按在模板外侧固定孔边，两食指在模板背后向身体方向平衡拉出模板。

2）存放好拆卸的模板。

2. 装夹模板

（1）确认安装模板的鼻侧及上方标志。

（2）按正确的装夹方向将模板固定孔插入夹具座上，如图4-22所示。

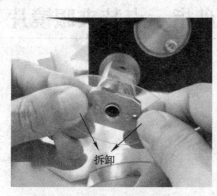 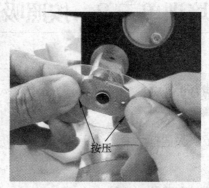

图 4-21　拆卸要更换的模板　　　　　图 4-22　装夹模板

1）先装磨右镜的模板：将模板上侧指示孔对准夹具上侧标志，模板鼻侧在上方标志右边。

2）将模板上的两个水平固定孔装插在夹具座上（操作手法与拆卸模板相同，但方向相反）。

3. 关闭模板保险压盖并卡紧模板（见图4-23）

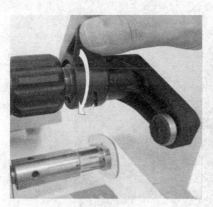 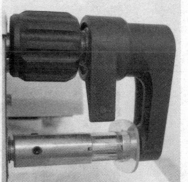

图 4-23　关闭模板保险压盖并卡紧模板

（1）关闭模板保险压盖。

（2）转动压力调节旋钮以增加夹模板的压力。

三、注意事项

右眼镜片磨边完成后要将模板卸下再装夹磨左镜的模板。左镜的模板上侧指示孔对准夹具上侧标志，模板鼻侧在上方标志左边。

培训单元 2　按照吸盘指示点装夹眼镜片

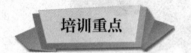

能按照吸盘指示点正确装夹眼镜片。

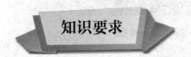

半自动磨边机的眼镜片装夹装置由眼镜片固定轴、夹具（两夹紧块）和夹具开关构成，如图 4-24 所示。眼镜片固定轴分为两段，两段之间的轴端各装有锯齿状夹紧块以组成相互吻合的夹具。右边夹紧块胶垫上有凹形键槽用于嵌装眼镜片吸盘，大多数磨边机还有吸盘座与固定轴对准的定位标志。夹具开关控制着装夹眼镜片轴的离合，起固定眼镜片时的保险作用。

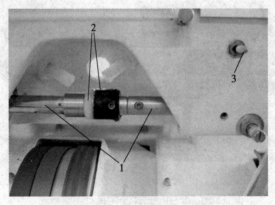

图 4-24　眼镜片装夹装置
1—眼镜片固定轴　2—夹具　3—夹具开关

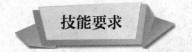

技能要求

按照吸盘指示点装夹眼镜片

一、操作准备

1. 机器处于待工作状态。

2. 准备已上吸盘待装夹的眼镜片。眼镜片必须洁净。

3. 清洁砂轮附近的灰尘、玻璃碎片及粉末。

4. 检查并清洁眼镜片固定轴的夹紧块胶垫。

二、操作步骤

1. 打开防水盖，如图 4-25 所示。

2. 打开夹具开关（向左拨动使两夹紧块分离，可以不完全打开，能装入眼镜片即可），如图 4-26 所示。

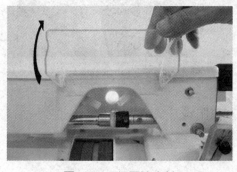
图 4-25　打开防水盖

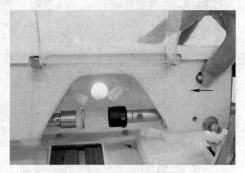
图 4-26　打开夹具开关

3. 确认待安装眼镜片的左右、鼻侧、上下标志。

4. 先将带吸盘的右眼镜片按标志方向嵌装在夹紧块的吸盘座上。

（1）左手持眼镜片（吸盘向右边）将眼镜片斜侧送入夹具，使吸盘定向凸出位嵌入凹形槽的吸盘座上，如图 4-27 所示。

（2）左手不离开眼镜片，右手将夹具开关向右拨动，使两夹紧块闭合，将眼镜片夹好后方能松手，如图 4-28 所示。

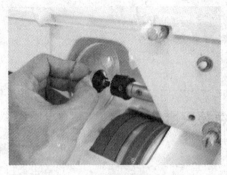
图 4-27　装夹眼镜片时持镜姿势

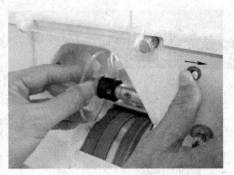
图 4-28　闭合两夹紧块

1）吸盘座对准夹轴的定位标志。

2）夹具头顶住眼镜片内表面，如图 4-29 所示。

3）夹片要有一定压力才能使眼镜片稳固在轴上，如图 4-30 所示。

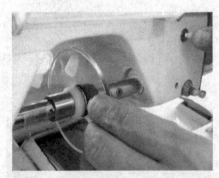
图 4-29　夹具头顶住眼镜片内表面

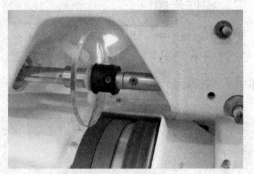
图 4-30　已装夹的眼镜片

5. 再次检查确定眼镜片的装夹方向、左右眼镜片、安装定位。

6. 放下防水盖。

三、注意事项

若手动夹紧眼镜片，要做到力量适中，不能过松或过紧。过松，眼镜片加工时易滑脱；过紧，眼镜片易碎裂。

培训单元 3　调整眼镜片在粗磨区的位置

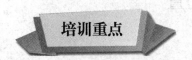

培训重点

能准确调整眼镜片在粗磨区的位置。

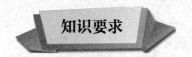

知识要求

一、眼镜片在粗磨砂轮上位置的调整方法

半自动磨边机中，眼镜片在粗磨砂轮上位置的调整由粗磨设置旋钮完成。粗磨设置旋钮除了可以进行玻璃和树脂材料的粗磨选定外，在各自的标志下还设有一些可读数的刻度，用于表示眼镜片在粗磨砂轮上的位置。将旋钮指示线调到刻度线的中间位置，也就是中间读数，则眼镜片在砂轮的中间位置；若将旋钮指示线向左调动，眼镜片在砂轮上的位置则向左偏，偏左的量与旋钮指示刻度有关。

二、眼镜片在粗磨砂轮上位置的调整意义

1. 为了使粗磨砂轮平均磨损，眼镜片磨削位置要经常左右移动以延长砂轮的寿命。

2. 为避开砂轮已损耗（如变钝、起沟槽而未修整）的部位，要调整眼镜片在砂轮上的磨削位置，以保证眼镜片的磨削质量与效率。

3. 磨削边缘过厚的眼镜片时，会出现眼镜片卡在两个砂轮间隙中或碰到另一个砂轮的情况，需调整眼镜片的位置才能正常运行。

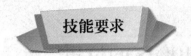

技能要求

调整眼镜片在粗磨区的位置

一、操作准备

1. 检查粗磨砂轮表面是否出现变钝、起沟槽等损耗情况。
2. 制定眼镜片在粗磨区位置的方案。

二、操作步骤

1. 放下防水盖。
2. 按下眼镜片磨边启动键开始磨边。
3. 注意观察眼镜片在砂轮上的位置，如图 4-31 所示为眼镜片在砂轮上的位置过偏。
4. 旋转粗磨设置旋钮，调整眼镜片在粗磨区的位置，如图 4-32 所示。

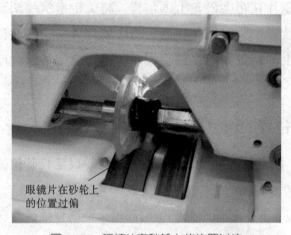

图 4-31　眼镜片在砂轮上的位置过偏

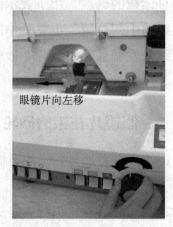

图 4-32　调整眼镜片在粗磨区的位置

（1）砂轮无特别损耗区的调整

1）眼镜片在砂轮合适位置上时磨边过程不需要调整。

2）记住眼镜片在砂轮磨削时粗磨设置旋钮指示线所在刻度，再次使用该砂轮磨镜片时需变换刻度读数。

（2）砂轮有特别损耗区的调整

1）粗磨时如发现眼镜片在砂轮损耗区位置，应转动粗磨设置旋钮，改变眼镜片在砂轮上的位置，避开砂轮损耗区。

2）粗磨时眼镜片若不在砂轮损耗区位置，则眼镜片磨边过程不需要调整，但再次使用该砂轮磨镜片时要尽量改变砂轮在损耗区外的使用位置。

三、注意事项

1. 要时刻观察并及时调整磨削眼镜片在砂轮上的位置。

2. 转动粗磨设置旋钮改变眼镜片在砂轮上的位置时，动作要缓慢，防止操作过快导致眼镜片磨边变形。

 相关链接

　　自动磨边机的金刚石砂轮由氧化铝、碳化硅、金刚石结合剂等经焙烧或者用电镀黏合剂固定金刚石颗粒而成。焙烧砂轮金刚石层的厚度为2～3 mm，虽然其比电镀黏合金刚石砂轮耐用，但日常保养仍必不可少。每日加工完毕后，应用清水将机器的砂轮、轴、壁等彻底清洗干净，必要时用软刷子刷洗，避免机内留有磨削残留物。循环式冷却水也要经常更换，若冷却水中含有玻璃粉末和颗粒，则会划伤眼镜片并使机器受损。

培训单元4　使用手磨砂轮机对眼镜片进行倒边、倒棱

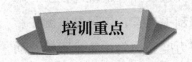 **培训重点**

能使用手磨砂轮机准确对眼镜片进行倒边、倒棱，确保眼镜片使用安全。

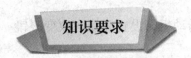

一、眼镜片安全角的作用

磨边加工后的眼镜片前后镜面边缘会形成尖锐的角，把这些尖锐的角磨成流线型的工序称为倒边、倒棱，也称安全倒棱。安全角与镜面边缘约成 30°，边宽约为 0.5 mm，如图 4-33 所示。

眼镜片安全角除了能满足美观需要外，其主要的作用是防止眼镜片装配时在棱角处产生应力集中，导致眼镜片崩边甚至破裂，并防止戴镜者遇外力碰撞眼镜片而划伤面部，确保眼镜佩戴安全。

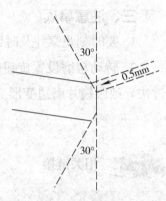

图 4-33　眼镜片倒边的安全角

二、磨安全角的方法

磨安全角是继眼镜片精磨后的又一道工序，该工序在手磨砂轮机（又称手工磨边机，见图 4-34）上完成。

手磨砂轮机由电动机、传动带、砂轮、水槽、电源开关组成。使用时打开电源开关，电动机工作并通过带传动使砂轮转动。砂轮边放有吸水海绵使砂轮传动带湿润，并在眼镜片磨削工序中提供冷却作用。水槽用于收集冷却水。

磨安全角一般采用垂直磨边姿势进行（见图 4-35）。基本方法是：手持眼镜片垂直放置，后镜面棱锋以 30° 接触砂轮，以与砂轮转动相反方向分步转动眼镜片 1~2 圈，将后镜面的棱角削去以完成后镜面的倒边、倒棱。通常情况下半自动磨边机的自动尖边已设定前镜面为流线型，无须再倒棱。对于其他的尖边，若需要前镜面倒棱，方法与后镜面倒棱相同，只是眼镜片的镜面方向相反。

眼镜片倒棱的处理可根据不同自动磨边机的精磨尖边设计、眼镜片性质、眼镜片前后面弯度等因素进行调整，棱角边缘以不感到刮手为宜，切忌过量倒棱影响眼镜片美观。倒棱操作时眼镜片旋转要连贯，磨削力度要均匀，防止眼镜片崩边是技术的关键。

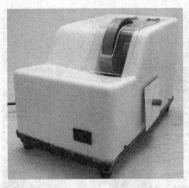
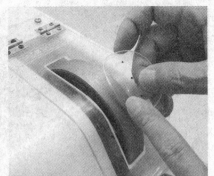

图 4-34　手磨砂轮机　　　　图 4-35　用垂直磨边姿势磨安全角

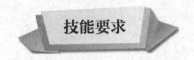

技能要求

使用手磨砂轮机对眼镜片进行倒边、倒棱

一、操作准备

1. 开启手磨砂轮机试运行。

2. 将海绵块吸水，清洁水槽。

3. 确定待倒棱的眼镜片已试装眼镜架，尺寸合适，无须重修。

二、操作步骤

1. 打开手磨砂轮机电源开关。

2. 手持眼镜片，右手拇指放在前镜面上，食指放在后镜面上夹持眼镜片，夹持位置在眼镜片中央靠倒棱位置。倒棱时左手食指可放在前镜面靠倒棱位置。

3. 眼镜片接触砂轮，镜面基本垂直于砂轮，后镜面棱锋以 30° 接触砂轮，如图 4-36 所示。

4. 磨削转动眼镜片时，手指应与手腕配合作用，将眼镜片向砂轮转动相反方向转动磨削。

5. 检查眼镜片倒棱

（1）观察两镜面周边倒棱边是否约为 0.5 mm，是否均匀。

（2）手指横向抚摸安全角，检查棱角边缘是否刮手，如图 4-37 所示。

（3）若存在倒棱问题应重修倒棱边。

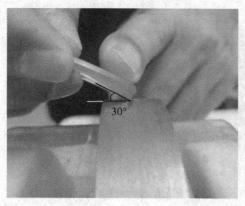 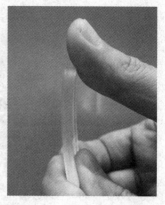

图 4-36　眼镜片与砂轮的角度　　　　　图 4-37　检查安全角

6. 清洗眼镜片。

三、注意事项

1. 眼镜片加工后若未试装眼镜架，不能摘掉眼镜片上的加工吸盘。若提前摘掉吸盘后眼镜片需重修，将无法确定原来的加工中心。

2. 尖边为平边、设计尖边的眼镜片，前镜面与后镜面都必须倒棱。

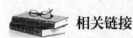 相关链接

眼镜片的手工磨边

　　手工磨边是以手工操作为主，凭技术、经验按照镜圈的几何形状对镜圈进行画线、切割、磨边缘形状等操作，对眼镜片进行装配加工。手工磨边的特点是设备简单、加工成本低廉，并要求操作者具有相当熟练的技能才能保证眼镜片光学中心、轴向定位精确和加工精度。因此，手工磨边已被自动磨边所代替，但其作为眼镜定配工的基本技能进行训练，可提高眼镜定配工的技能水平，故仍有学习的必要。

　　手工磨边工艺的工作环节与自动磨边大致相同，只是磨边不是全部由砂轮磨削完成，而是先将眼镜片画上已定加工中心的模板样式（稍微放大）并剪切下来（树脂片用剪刀，玻璃片用钳子），然后将眼镜片凹凸不平的周边在

砂轮上修整并磨出装配所需尖边。

　　磨边手法按眼镜片与砂轮接触磨削方向可分为水平磨边法（见图4-38）、垂直磨边法（见图4-39）、斜向磨边法（见图4-40）。三种磨法的动作要领：眼镜片放在左右食指（略弯曲）中部，用两拇指在镜面上夹住。操作时左手作为支点捏住眼镜片，右手拇指、食指以及手腕协调地转动眼镜片，并施加力度多次连续磨削。

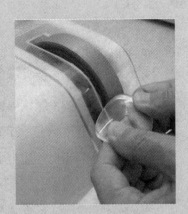

图4-38　水平磨边法

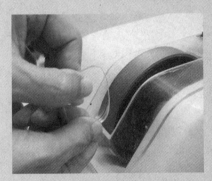

图4-39　垂直磨边法

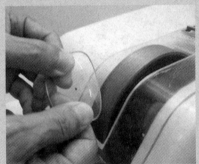

图4-40　斜向磨边法

　　手工磨边最难掌握的是将眼镜片形状、大小磨削得与模板一致。通常磨边修整是先将眼镜片按模板磨成平边，核对形状、尺寸甚至用眼镜架检验后再处理尖边。尖边分别由两镜面边缘磨削，尽量加长眼镜片每转动一次的磨削距离，以使尖边的斜面平滑，尖顶在一条直线上。成品尖边角度为110°，高度为0.5～1 mm，尖边在眼镜片边缘的分配比例根据具体情况而定。

　　手工磨边是对技能要求很高的工艺，不但要花时间还要有技巧才能很好地掌握。

思考题

1. 什么是磨边工艺？半自动磨边机的磨边设定与操作步骤是什么？

2. 半自动磨边机操作面板包括哪些内容？

3. 半自动磨边机磨削砂轮有几种？什么情况下要选择砂轮类型？

4. 半自动磨边机的冷却有什么作用？如何确定磨边操作的冷却方式？

5. 半自动磨边机尖边类型有哪几种？如何选择尖边类型？

6. 正确装夹模板对眼镜片磨边有哪些影响？

7. 磨边操作为什么要调整眼镜片在粗磨区的位置？如何调整？

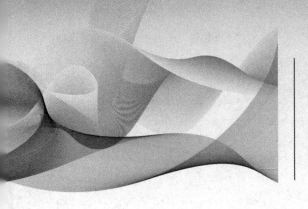

培训模块 五
装配

内容结构图

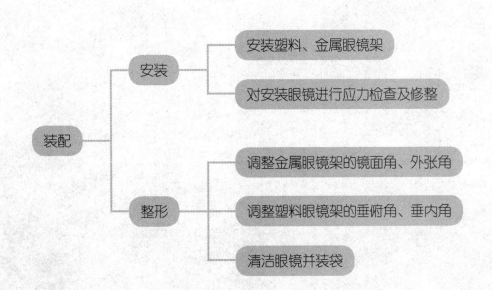

装配
- 安装
  - 安装塑料、金属眼镜架
  - 对安装眼镜进行应力检查及修整
- 整形
  - 调整金属眼镜架的镜面角、外张角
  - 调整塑料眼镜架的垂俯角、垂内角
  - 清洁眼镜并装袋

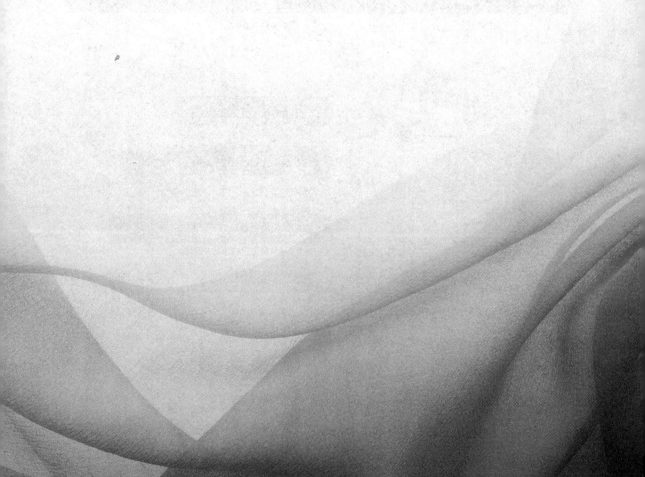

培训项目 ① 安装

培训单元 1 安装塑料、金属眼镜架

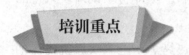

能把磨边后的眼镜片正确装入塑料及金属眼镜架。

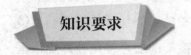

一、塑料眼镜架的相配技术和安装技术

1. 塑料眼镜架的相配技术

对不同材料制成的眼镜架应采用与之适用的装配工具，使镜圈形状与要装配的眼镜片形状相同，且镜圈的弧度与眼镜片的弯度接近。这个操作过程称为相配，其技术称为相配技术。

眼镜片的弯度是指眼镜片表面的弯度。镜度越大，眼镜片的弯度也越大；镜度越小，眼镜片的弯度也越小。由于眼镜片的顶焦度与眼镜片的凸面和凹面镜度有关，所以，眼镜片的顶焦度不同，其弯度也不同。在加工制作眼镜时，通常是以眼镜片的凸面为基准面进行磨边加工的。塑料眼镜架的弯度是指镜圈的弧度，各种不同形状、不同款式、不同材质的眼镜架均有一定的弧度。通常情况下，眼镜架的弯度是以眼镜片镜度的 5~6 D 为基准进行设计加工的。其主要目的是配合装配眼镜片，使镜圈的弧度与眼镜片的弯度吻合，这样可使眼镜片在镜圈中所受

应力均匀，且装片后眼镜架不变形。

对于塑料眼镜架的镜圈，在装片前应用烘热器进行均匀加热，使眼镜架软化到一定程度，利用塑料在一定程度上可放大缩小的性能，使镜圈的形状与眼镜片的形状匹配一致，使镜圈的弧度和眼镜片的弯度接近。

不同的塑料材质眼镜架具有不同的热温效应，见表 5-1。

表 5-1　各类塑料材质眼镜架的热温效应

眼镜架种类	软化温度	燃烧性	收缩性
醋酸纤维眼镜架	60～75 ℃	不易燃烧	较小
环氧树脂眼镜架	80 ℃	不易燃烧	极差

2. 塑料眼镜架的安装技术

塑料眼镜架的安装是利用其热塑性将镜圈加热变软，随即将眼镜片装入镜圈内，待其冷却收缩后，使眼镜片紧固在镜圈槽内的过程。

塑料眼镜架的加热软化处理多使用眼镜专用的电热烤炉、电热吹风机或煤油灯等工具进行。不同材质的塑料眼镜架具有不同的软化温度，在加热过程中要严格控制温度，避免烤焦眼镜架。对镜圈均匀加热时应按正面、内面、侧面的顺序，逐渐移动并晃动眼镜架慢慢将其加热，不能只对眼镜架的一处加热，否则会使镜身和镜圈出现焦损、翻边、扭曲破坏现象。对塑料眼镜架的加热软化处理要根据其材质而定，尽量缩小材料内部温度与表面温度的差距。要根据眼镜架材料的粗细、厚薄充分考虑加热的时间，避免过分加热软化使眼镜架过度收缩或使材料表面失去光泽。另外，过度加热会导致可塑剂蒸发，加快眼镜架老化。

安装眼镜片时，为了保持眼镜架桥连接部的形状，眼镜片首先从眼镜架鼻侧沟嵌入，并顺着上部用手轻轻压入耳侧部，再处理镜圈两侧及下部的入镜。遇到移心量大的正眼镜片或眼镜架耳侧方眼镜片边缘特别薄的情况，眼镜片也可从眼镜架的耳侧部开始装入眼镜架。眼镜片安装时，眼镜片形状、大小应与镜圈吻合，不得出现缝隙、眼镜片向外凸出等现象，且左右眼镜片的几何形状应对称。

二、金属眼镜架的相配技术和安装技术

1. 金属眼镜架的相配技术

金属眼镜架主要由铜合金、镍合金和贵金属等制成，并对基体进行表面加工处理，如镀镍、镀金以及包金等。因此，金属眼镜架所采用的金属不同，其材料

性能也有所不同。通常金属眼镜架都具有一定的强度、耐磨度、弹性和柔软性。

金属眼镜架的弯度是指镜圈的弯度。与塑料眼镜架相似，根据金属镜圈的形状、款式及材质的不同，金属眼镜架的弧度也有差异。眼镜架的相配技术，是通过使用框缘钳来调整镜圈的弧度（见图5-1），使镜圈弧度与眼镜片弯度接近。由于金属眼镜架的伸缩性较差，眼镜片形状与尺寸对相配的影响只能在眼镜片磨边加工过程中控制。只有对有塑料眉条的金属眼镜架，当眉条的弧度和眼镜片的弯度不相称时，才可对眉条进行加温变软处理，调整其弧度以适应眼镜片的弯度。

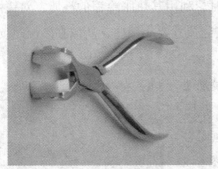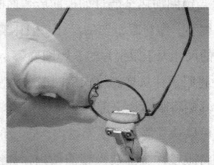

图 5-1　框缘钳及使用

2. 金属眼镜架的安装技术

金属眼镜架安装是先将眼镜架桩头处连接镜圈锁紧管的螺钉打开，把眼镜片装入镜圈槽内，再将螺钉上紧使眼镜片固定在镜圈槽内的过程。

眼镜片磨边后的外形尺寸大小应与镜圈尺寸一致，把眼镜片装入眼镜架内时，其尺寸大小、几何形状应与镜圈均吻合，且左右对称，否则会出现变形。

眼镜片装入镜圈槽内时，如果镜圈形状与眼镜片形状不匹配，其边缘就会有明显缝隙，并产生松片等现象。镜圈锁紧管的间隙不得大于0.5 mm，眼镜片装入镜圈后不得有崩边现象。眼镜架不得有钳痕、镀层剥落以及明显的擦痕。

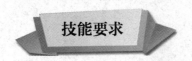

技能要求

技能 1　安装塑料眼镜架

一、操作准备

1. 烘热器、自来水。

2. 对眼镜架进行包括左右镜圈形状、大小、变形等情况的检查。

3. 对眼镜片进行包括眼镜片的表面、形状、大小、棱角、倒角等情况的检查。

二、操作步骤

1. 接通烘热器电源，打开开关，进行几秒钟的预热，使吹出来的气流温度均匀并达到 130~140 ℃。

2. 左手持眼镜架，在烘热器上方不断移动和晃动，对镜圈（鼻梁除外）均匀地加热。

3. 当镜圈加热至能自如地前后弯曲时，利用其热胀冷缩的性质，对镜圈进行放大或缩小。塑料眼镜架的尺寸一般比实际尺寸要小一些，所以在装配时要放大；当镜圈的尺寸大于眼镜片时，镜圈要缩小。

4. 将眼镜片从鼻侧放入镜圈槽内，慢慢地用力向耳侧将眼镜片全部装入镜圈槽内。正眼镜片也可以从耳侧放入镜圈槽内，慢慢地用力向鼻侧将眼镜片全部装入镜圈槽内，如图 5-2 所示。

5. 检查确认眼镜片已经完全、准确地装入镜圈槽内。

6. 用自来水冷却眼镜架，以固定眼镜片。

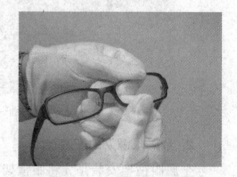

图 5-2　正眼镜片装框入槽

三、注意事项

1. 使用烘热器加热时，勿将眼镜架过于靠近热源，以免将其烧焦或点燃。

2. 使用烘热器后，应随手关掉电源开关。

技能 2　安装金属眼镜架

一、操作准备

1. 框缘钳、旋具、烘热器。

2. 对眼镜架进行包括左右镜圈形状、大小、变形以及表面等情况的检查。

3. 对眼镜片进行包括眼镜片的表面、形状、大小、棱角、倒角等情况的检查。

二、操作步骤

1. 对带有眉条的金属架，先将眉条拆下来与眼镜片上缘弯度进行对照，若两者的弯度不符，加热眉条进行调整使之与眼镜片的弯度接近。

2. 使用框缘钳调整镜圈的弧度

（1）用眼镜片试装镜圈，试验弧度是否吻合。

（2）调整镜圈弧度与眼镜片的弯度接近。

（3）将眉条套入镜圈，试验弧度是否吻合。

3. 使用旋具拧松镜圈锁紧管螺钉以放大镜圈，留有少许螺钉紧扣在锁紧管内。

4. 将眼镜片装入镜圈槽内

（1）使眼镜片与镜圈几何形状吻合。

（2）将眼镜片尖边完全装入镜圈槽内。

5. 拧紧锁紧管螺钉以收小镜圈，但不需要完全收紧，以眼镜片不脱落为宜。

6. 检查眼镜相配质量，并作技术处理

（1）若眼镜片有明显缝隙，除眼镜片磨边形状改变的原因外，还可能是由于没有对应镜圈位置安装眼镜片，使镜圈与眼镜片形状不吻合，需卸下眼镜片重新装片。

（2）若眼镜片过紧，除眼镜片磨边尺寸过大的原因外，还可能是由于没有对应镜圈位置安装眼镜片，眼镜片某一位置（尤其是眼镜片的角位）撑顶着镜圈使眼镜片过紧，需卸下眼镜片重新装片。

（3）若眼镜片过松，应检查是否拧紧锁紧管螺钉，若完全拧紧锁紧管螺钉后眼镜片仍然松动，就可能是眼镜片磨边尺寸过小所致，需另外处理并重新换片加工。

7. 确认眼镜相配符合要求，拧紧锁紧管螺钉。

三、注意事项

镜圈锁紧管螺钉的松紧程度一定要适当，在操作时不能用力过大，否则容易造成眼镜片崩边或破损。

培训单元 2　　对安装眼镜进行应力检查及修整

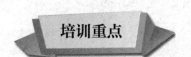

能根据安装眼镜的应力检查情况进行镜片大小修整。

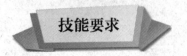

知识要求

应力仪如图 5-3 所示，由检偏器、起偏器以及光源组成。应力仪是用来判定光学玻璃眼镜片、光学树脂眼镜片等透明物体是否因应力而产生双折射现象的仪器。

通过配装加工后的眼镜片与镜框不相配时，眼镜片周边就会存在应力。应力仪是用于确定眼镜片在镜圈中的应力情况的仪器。应力仪通常可观察到四种应力情况：眼镜片周边呈锐角长条的线状是应力过强；眼镜片周边局部出现锐角长条的线状是局部应力过强；眼镜片周边几乎无任何线状是应力过弱；眼镜片周边呈半圆形均匀的线状是应力均匀。

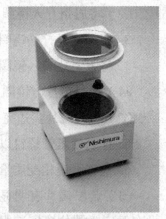

图 5-3 应力仪

通过应力仪检查，可以发现两种不符合眼镜装配要求的情况，一种是应力过强或局部应力过强，另一种是应力过弱。

引起应力过强和局部应力过强的原因主要有：眼镜片磨量太大；眼镜片面弯度与镜圈弧度不相符；眼镜片磨边棱角不在一条直线上；眼镜片形状与镜圈几何形状不相符，包括其棱或角的形状、位置以及整体形状等。

引起应力过弱的主要原因是眼镜片整体尺寸太小。

因此，在配装加工中可根据应力检查情况及应力产生的原因，对眼镜进行重新修整，否则会造成眼镜片崩边、破损或在戴用过程中出现脱落等现象。

技能要求

对安装眼镜的应力检查及修整

一、操作准备

已安装眼镜片的眼镜、应力仪、手工磨边机。

二、操作步骤

1. 接通应力仪电源，打开开关。

2. 将被检测的眼镜（先右后左）放在应力仪的检偏器和起偏器中间，如图 5-4 所示。

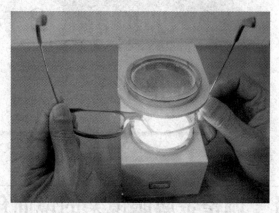

图 5-4　将被检测眼镜放在应力仪上

3. 从检偏器的上方向下观察眼镜片周边在镜圈中的应力情况。

4. 根据观察到的眼镜片周边在镜圈中的应力情况，判断眼镜片四周的应力是否均匀，并确定需要修整的部位。

5. 将修整后的眼镜放到应力仪上，再进行应力检测。

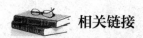 **相关链接**

用应力仪鉴别水晶眼镜片的方法

将水晶眼镜片放在应力仪的检偏器和起偏器中间，通过检偏器观察水晶眼镜片是否有双折射现象或眼镜片四周的双折射现象是否均匀，由此既可检测水晶材料的材质，又可检测水晶眼镜片的质量。

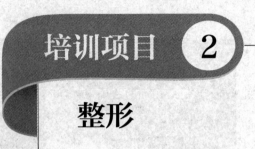

培训项目 2

整形

培训单元 1　调整金属眼镜架的镜面角、外张角

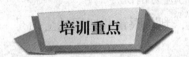

培训重点

能正确应用工具对金属眼镜架的镜面角、外张角进行调整。

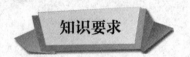

知识要求

一、眼镜架的镜面角与外张角

镜面角是指眼镜架两眼镜片平面所成的钝角，一般为 170°～180°，如图 5-5a 所示。外张角是指镜腿张开至极限位置时与两侧铰链连接线之间的夹角，一般为 80°～95°，如图 5-5b 所示。

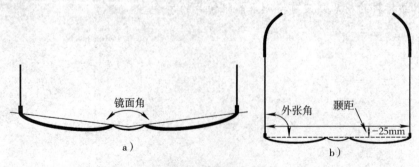

图 5-5　镜面角和外张角

a）镜面角　b）外张角

二、整形工具的种类和使用方法

1. 圆嘴钳

圆嘴钳用于调整鼻托支架,如图 5-6 所示。

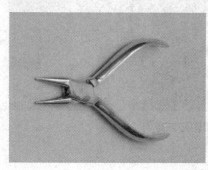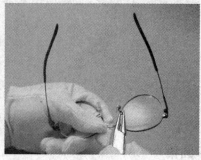

图 5-6 圆嘴钳及其使用

2. 托叶钳

托叶钳用于调整托叶的位置和角度,如图 5-7 所示。

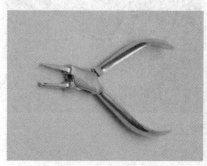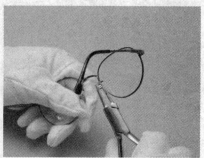

图 5-7 托叶钳及其使用

3. 镜腿钳

镜腿钳用于调整镜腿的角度,如图 5-8 所示。

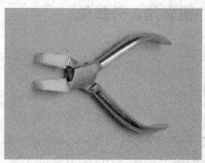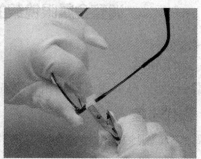

图 5-8 镜腿钳及其使用

4. 鼻梁钳

鼻梁钳又称平口钳，用于调整鼻梁位置，如图 5-9 所示。

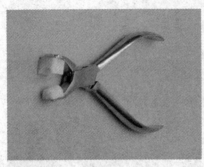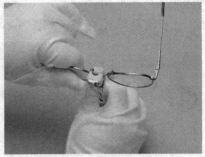

图 5-9　鼻梁钳及其使用

5. 平圆钳

平圆钳用于调整镜腿张角，如图 5-10 所示。

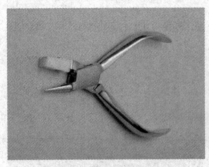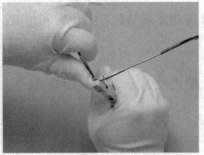

图 5-10　平圆钳及其使用

技能要求

调整金属眼镜架的镜面角、外张角

一、操作准备

金属眼镜架、鼻梁钳、圆嘴钳、平圆钳。

二、操作步骤

1. 调整金属眼镜架的镜面角

（1）俯视眼镜架，观察两个镜面是否在同一平面上，镜面角是否为 170°~180°。

（2）分析两镜面角度不对称的原因，并进行调整。

（3）左手握住眼镜左镜桩头及眼镜片起保护作用。

（4）用鼻梁钳钳住眼镜架鼻梁进行调整。

1）若两眼镜片前后位置不一致，变形发生在鼻梁部位，应用鼻梁钳将前置的眼镜片向后调整。

2）若两眼镜片面扭曲变形，应用鼻梁钳在鼻梁边即接近焊点位置作旋扭。

（5）检查两镜面是否在同一平面上。

（6）调整镜面角

1）当镜面角小于170°时，向外左右调整镜面角，使两镜面与鼻梁平面的夹角对称，即两镜面平面补角相等（见图5-11）。

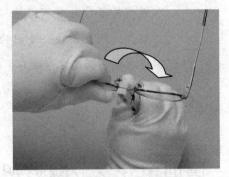

图5-11　向外调整镜面角

2）当镜面角大于180°时，向内左右调整镜面角，使两镜面与鼻梁平面的夹角对称，即两镜面平面补角相等（见图5-12）。

2. 调整金属眼镜架的外张角

（1）左手握圆嘴钳，钳在桩头处作辅助钳，以固定眼镜架，确保眼镜架桩头焊接处牢固。

（2）右手握平圆钳作为主钳，钳在如图5-13所示的位置，向眼镜架外扭可增大外张角，向眼镜架内扭可减小外张角。

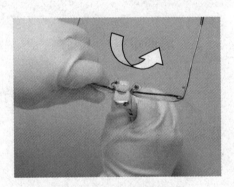

图5-12　向内调整镜面角

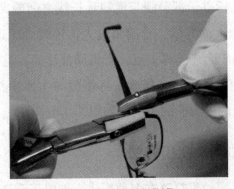

图5-13　调整外张角

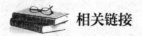相关链接

眼镜架焊接点的保护

在调整外张角时要掌握整形钳的联合使用，其中一把作为主钳，另一把作为辅助钳。两把钳联合使用的目的是不使眼镜架的焊接点受力，从而确保眼镜架焊接点的强度不受破坏。

培训单元 2　调整塑料眼镜架的垂俯角、垂内角

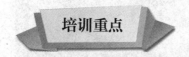

能通过加热对塑料眼镜架的垂俯角、垂内角进行调整。

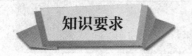

一、眼镜架的垂俯角和垂内角

眼镜架的垂俯角是指垂长部镜腿与镜腿延长线之间的夹角，如图 5-14a 所示。镜腿垂俯角的大小是因人而异的，垂俯角过大，镜腿会压迫耳朵后侧，产生局部疼痛；垂俯角过小，镜腿会压迫耳上点，产生局部疼痛，且眼镜容易滑落。

垂内角也称镜腿内弯曲度，是指垂长部镜腿与主体镜腿延长线在冠状面的夹角，也就是垂长部镜腿内偏弯曲的角度，如图 5-14b 所示。

二、烘热器的种类及使用方法

用于眼镜装配与校配的烘热器有多种形式，如电子陶瓷烤灯、热风器、电炉、煤油灯等。

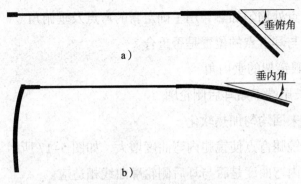

图 5-14　垂俯角和垂内角

使用烘热器（见图 5-15）时应当掌握对不同材质眼镜架的加工处理温度，即各种材质的软化温度（60～70 ℃）。把镜圈按正面、内面、侧面的顺序完全均匀地加热，慢慢移动并晃动眼镜架，从而确认整个框架的软化程度。应根据眼镜架材质和粗细厚薄考虑加热的时间，尽量缩小内部温度与表面温度差。若过分软化，则眼镜架会收缩或表面失去光泽。

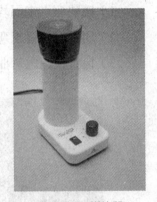

图 5-15　烘热器

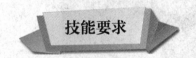
技能要求

调整塑料眼镜架的垂俯角、垂内角

一、操作准备

塑料眼镜架、烘热器。

二、操作步骤

1. 调整塑料眼镜架的垂俯角

（1）用烘热器加热软化镜腿弯点。

（2）调整垂俯角

1）将镜腿用手轻拉垂长，减小垂俯角，如图 5-16 所示。

2）为戴镜者戴上眼镜，用手触摸耳上点和镜腿弯点，确定弯点长。

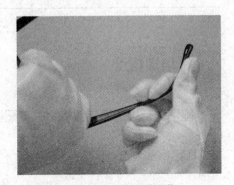

图 5-16　调整垂俯角

3）继续在弯点处均匀加热，用手确定新的弯点及垂俯角。

4）检查弯点与耳上点的位置是否重合。

2. 调整塑料眼镜架的垂内角

（1）镜腿垂长尾端不贴耳后侧轮廓

1）镜腿弯点来回均匀加热软化。

2）用手轻压镜腿弯点使镜腿内弯曲度增大，如图 5-17 所示。

3）检查镜腿内弯曲度是否与耳后侧轮廓曲线相适应。

（2）镜腿垂长尾端紧夹耳后侧轮廓

1）镜腿弯点来回均匀加热软化。

2）用手轻拉镜腿弯点使镜腿内弯曲度减小，如图 5-18 所示。

3）检查镜腿内弯曲度是否与耳后侧轮廓曲线相适应。

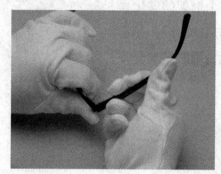 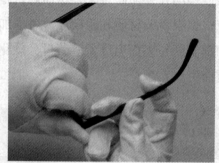

图 5-17　增大镜腿内弯曲度　　　　图 5-18　减小镜腿内弯曲度

培训单元 3　清洁眼镜并装袋

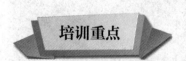

能正确并规范清洁眼镜，并按照编号正确装袋，无差错。

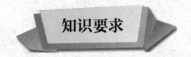

一、眼镜架、眼镜片的清洁要求及方法

眼镜架、眼镜片的清洁，是指经过磨边、安装后，对其进行清洁。眼镜作为一种合格的商品，必须要保持眼镜架、眼镜片的整洁，眼镜表面无灰尘、斑点和油污，眼镜片透明清晰。

可用全棉镜布蘸上少许丙酮，轻轻擦拭眼镜片内外表面。金属眼镜架也可用蘸上丙酮的全棉镜布擦拭，塑料眼镜架可用乙醚和酒精的混合液擦拭。

二、眼镜装袋要求

眼镜的加工过程中，眼镜架、眼镜片和加工单作为一个整体应始终放在一起，如图 5-19 所示。加工好的眼镜经过检验员按加工单上参数逐一检测后进行清洁，根据加工编号，将清洁完的眼镜用镜布包装后放入镜盒内，如图 5-20 所示。

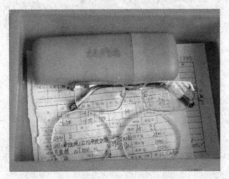

图 5-19　眼镜架、眼镜片和加工单为一整体

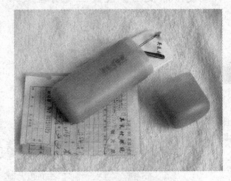

图 5-20　眼镜的包装

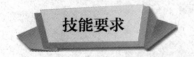

清洁眼镜和装袋

一、操作准备

1. 加工完并已经检验的眼镜、镜布、眼镜盒。
2. 全棉镜布、丙酮或乙醚与酒精的混合液。

二、操作步骤

1. 用全棉镜布蘸上少许丙酮或乙醚与酒精的混合液。
2. 用全棉镜布紧贴眼镜片内外表面，轻轻擦拭眼镜片。
3. 用全棉镜布轻轻擦拭眼镜架表面的灰尘和油污。
4. 取出镜盒内的镜布，将眼镜用镜布包好。
5. 将包好的眼镜放入镜盒。
6. 将折叠的加工单（加工编号与姓名在外面）用橡皮筋紧箍在镜盒外面。

 相关链接

镜布和镜盒

镜布和镜盒的种类很多，镜布有全棉的，也有高科技纤维制成的，可多次重复洗涤使用。镜盒主要有塑胶系列、金属系列和软套系列。

思考题

1. 什么是眼镜架的相配技术？
2. 塑料眼镜架加热软化时应注意哪些方面？
3. 塑料眼镜架装片加工有哪些要求？
4. 金属眼镜架装片加工有哪些要求？
5. 应力仪的原理及其功能是什么？
6. 如何清洁加工好的眼镜？

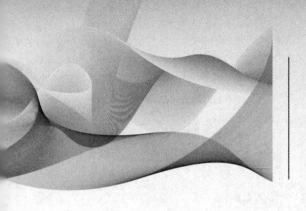

培训模块 六
质量检验

内容结构图

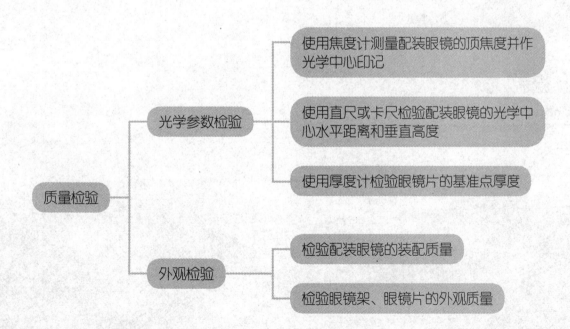

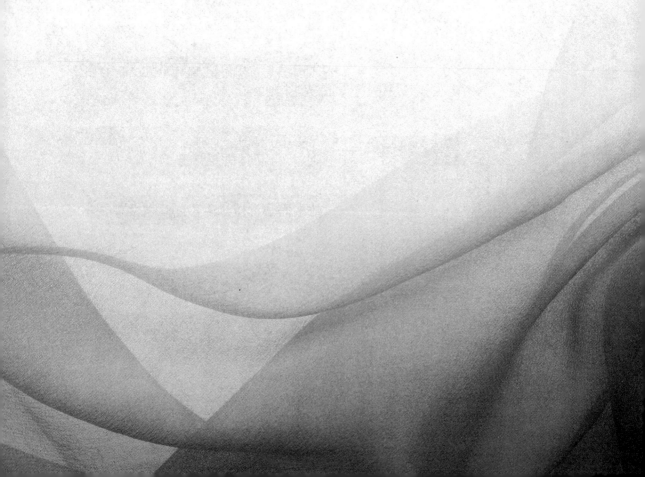

培训项目 （1）

光学参数检验

培训单元 1　使用焦度计测量配装眼镜的顶焦度并作光学中心印记

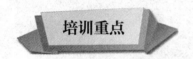

培训重点

能正确测量配装眼镜的顶焦度并印记光学中心。

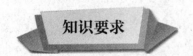

知识要求

用焦度计测量配装眼镜的顶焦度及作光学中心印记的方法与测量眼镜片的顶焦度及作光学中心印记的方法相同，但是操作有些差异。测量眼镜片时是将单一眼镜片甚至是未成形的眼镜片放在焦度计上，眼镜片可以随意转动。而配装眼镜进行顶焦度测量时眼镜片已装在镜圈上，要将整副眼镜按规范放在焦度计上测量，眼镜片已固定了测量的方向，光学中心位置不能重新在镜圈上定位，而是通过测量重现眼镜片光学中心位置。

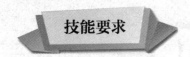

使用焦度计测量配装眼镜的顶焦度并作光学中心印记

一、操作准备

1. 接通电源，焦度计内灯泡点亮。

2. 调整望远系统目镜视度，转动目镜视度圈，直到能清晰看到望远系统固定分划板为止。

3. 核对零位，转动焦度计测量手轮，通过目镜应观察到移动分划板清晰成像在固定分划板上，此时，焦度计测量手轮的读数应为零，如图 6-1 所示。

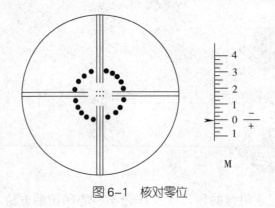

图 6-1　核对零位

二、操作步骤

1. 将已加工完成的被测眼镜放置在焦度计的眼镜片工作台上（先测右眼镜片，后测左眼镜片），调节工作台的高低并左右移动眼镜，使被测眼镜片的光学中心与焦度计的光轴重合。

2. 打开固定眼镜片接触圈的导杆按钮，使固定眼镜片接触圈压紧眼镜片。

3. 转动焦度计测量手轮，直至能清晰观察到移动分划板成像。

4. 读取顶焦度值，其即为眼镜片的顶焦度。

如图 6-2 所示的位置对应的眼镜片的顶焦度读数为 –1.50 D。

5. 分别记录左右眼镜片的顶焦度。

6. 用焦度计的印点机构作光学中心印记。

7. 卸除眼镜并将眼镜腿合好，凸面朝上放置。

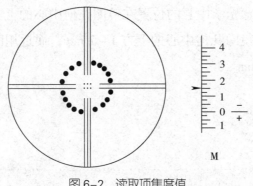

图 6-2　读取顶焦度值

三、注意事项

1. 每次测量前必须调整目镜视度，使其适应测量人员眼睛的屈光状态。

2. 测量者的眼睛有散光时，必须戴上校正散光的眼镜，然后再测量。

3. 确认焦度计的零位。

4. 测量时，必须将眼镜片光学中心置于焦度计的光轴上，否则误差较大。

5. 测量时被测眼镜片的凹面必须紧靠焦度计的眼镜片位置支承圈。

培训单元 2　使用直尺或卡尺检验配装眼镜的光学中心水平距离和垂直高度

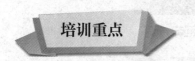

能正确测量配装眼镜的光学中心水平距离和垂直高度并判断是否符合国家标准的相关要求。

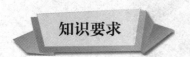

配装眼镜的光学中心水平距离是指两眼镜片的光学中心在与镜圈几何中心连线平行方向上的距离。光学中心垂直高度是指光学中心与镜圈几何中心在垂直方向上的距离。

在测量时，要注意光学中心的位置在镜圈几何中心的上方还是下方。通常远用眼镜的光学中心在镜圈几何中心的上方 1 ~ 2 mm，而近用眼镜的光学中心在镜圈几何中心的下方 1 mm。

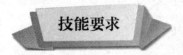

使用直尺或卡尺检验配装眼镜的光学中心水平距离和垂直高度

一、操作准备

焦度计、直尺或卡尺。

二、操作步骤

1. 预先确定左右眼镜片的光学中心，并打好印点。

2. 将直尺或卡尺的 0 刻度对准右眼镜片的光学中心，左眼镜片的光学中心位置在尺上的读数值即为光学中心水平距离（见图 6-3、图 6-4）。

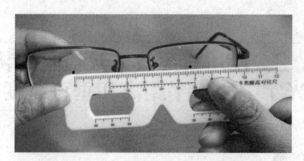

图 6-3　用直尺测量光学中心水平距离

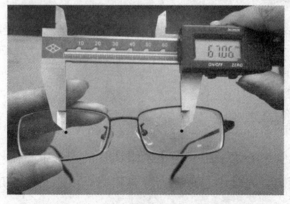

图 6-4　用卡尺测量光学中心水平距离

3. 以眼镜架的框底边为基准，用直尺或卡尺分别测量左右眼镜片的光学中心到眼镜架底边的垂直距离，该距离即为光学中心垂直高度（见图 6-5、图 6-6）。

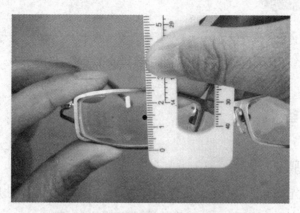

图 6-5　用直尺测量光学中心垂直高度

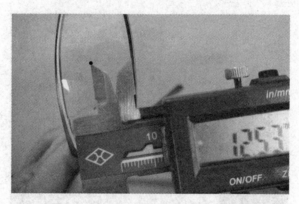

图 6-6　用卡尺测量光学中心垂直高度

培训单元 3　使用厚度计检验眼镜片的基准点厚度

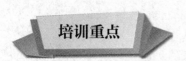

培训重点

能正确使用厚度计检验眼镜片的基准点厚度并判断是否符合国家标准的相关要求。

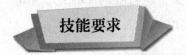

技能要求

使用厚度计检验眼镜片的基准点厚度

一、操作准备
测厚仪。

二、操作步骤
1. 将眼镜（先右镜后左镜）放在测厚仪上，根据眼镜片性质确定测量位置：凹透镜选择中心测量（见图6-7），凸透镜选择边缘测量。

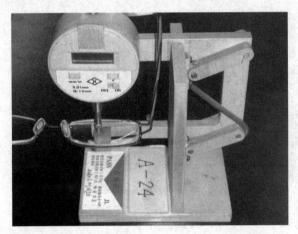

图6-7　用测厚仪测量眼镜片的中心厚度

2. 读取数据并按标准要求进行判断。眼镜片的中心厚度≥0.7 mm，正顶焦度眼镜片割边后的边缘厚度≥1.2 mm。

培训项目 2

外观检验

培训单元 1　检验配装眼镜的装配质量

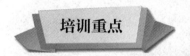

能正确检验配装眼镜的装配质量并判断是否符合国家标准的相关要求。

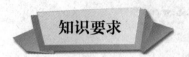

根据国家标准，定配眼镜的装配质量要满足以下要求：

1. 配装眼镜的眼镜片与镜圈的几何形状应基本相似且左右对齐，装配后不松动，无明显缝隙。双光眼镜两子镜片的几何形状应左右对称，尺寸互差不得大于 0.7 mm。

2. 金属框架眼镜锁接管的间隙不得大于 0.5 mm。

3. 配装眼镜的外观应无崩边、焦损、翻边、扭曲、钳痕、镀（涂）层剥落及明显擦痕。

4. 配装眼镜不允许有螺纹滑牙及零件缺损。

5. 配装眼镜无割边引起的严重不均匀应力。

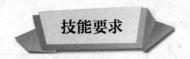

技能要求

检验配装眼镜的装配质量

一、操作准备

塞尺或卡尺、量角器或角度样板。

二、操作步骤

1. 检查配装眼镜装配质量

（1）目视检查眼镜片与镜圈的缝隙，金属框架眼镜锁接管的间隙大小可用塞尺或卡尺测量（见图 6-8、图 6-9）。

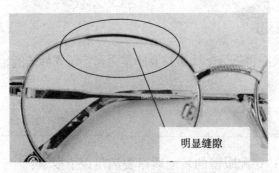

图 6-8　眼镜片与镜圈的缝隙

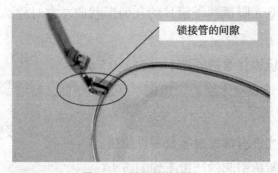

图 6-9　锁接管的间隙

（2）目视检查配装眼镜的外观及零件缺损，主要注意眼镜片表面是否有加工中产生的划痕、脱膜或崩边。

2. 检查配装眼镜的外观

（1）目视检查配装眼镜的两镜面是否平整、活动托叶是否对称、两镜腿是否平整和对称、眼镜架是否扭曲等。

（2）镜腿的外张角（见图6-10）可用量角器测量，但在实际操作中，常用角度样板进行角度比对测试。

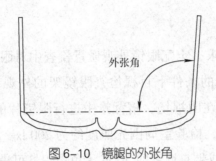

图6-10　镜腿的外张角

培训单元 2　检验眼镜架、眼镜片的外观质量

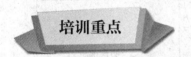

能正确检查眼镜架、眼镜片的外观质量并判断是否符合国家标准的相关要求。

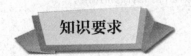

配装眼镜的眼镜架外观质量必须符合国家标准 GB/T 14214—2003《眼镜架　通用要求和试验方法》的要求；眼镜片外观质量必须符合国家标准 GB 10810.1—2005《眼镜镜片　第一部分：单光和多焦点镜片》的要求。

除以上要求外，由于定配眼镜在加工过程中可能会因为眼镜片加工时的粉尘、装配外力冲击或其他原因而产生外观损伤，所以要注意检查由加工引起的外观质量问题。

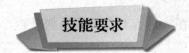

检查眼镜架、眼镜片的外观质量

一、操作准备

按照国家标准的要求，定配眼镜外观质量检查中对眼镜架的检查是在不借助放大镜或其他类似装置的条件下目视检查眼镜架的外观，而对眼镜片的检查是不借助光学放大装置，在明视场、暗背景中进行眼镜片的检验。图 6-11 为对眼镜片鉴别的装置示意图。检验室周围光照度约为 200 lx。检验灯的光通量至少为 400 lm，15 W 的荧光灯或带有灯罩的 40 W 无色白炽灯可满足此要求。

本观察方法具有一定的主观性，需相当的实践经验才能达到准确检查的效果。

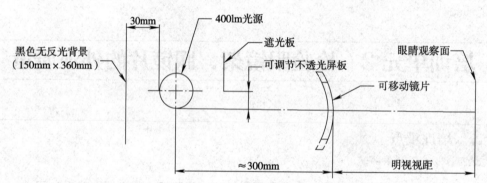

图 6-11　目视鉴别眼镜片疵病的装置示意图

注：遮光板应调节到既避免光源的光直接射到眼睛，又能使眼镜片被光源照明的位置。

二、操作步骤

1. 将定配眼镜置于检验系统下（见图 6-12）

2. 目视检查眼镜架的外观质量

（1）检查眼镜架表面是否光滑。

（2）检查眼镜架的色泽是否均匀。

（3）检查眼镜架上是否存在直径≥0.5 mm 的麻点、颗粒和明显擦伤。

3. 目视检查眼镜片的外观质量

（1）选定眼镜片以基准点为中心直径 30 mm 的区域。

（2）检查镜片表面或内部是否有影响视觉的各类疵病。

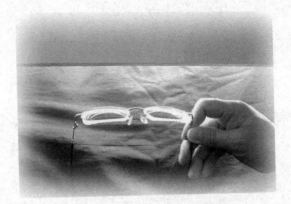

图6-12　定配眼镜的外观质量检查

思考题

1. 焦度计使用前应做哪些准备工作?

2. 什么是光学中心水平距离和光学中心垂直高度?

3. 简述用直尺或卡尺测量光学中心水平距离和垂直高度的步骤。

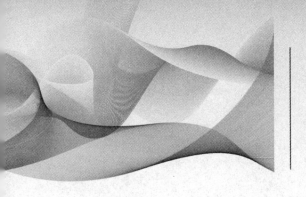

培训模块 七

校配

内容结构图

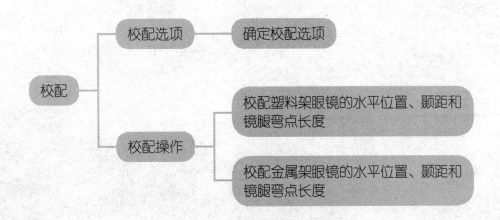

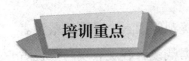

培训项目　①

校配选项

培训单元　确定校配选项

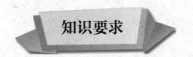

培训重点

能正确观察眼镜的水平位置、颞距、镜腿弯点长度并确定校配的选项。

知识要求

一、校配概述

1. 校配的概念

眼镜制作按国家配装眼镜标准进行，装配后虽做了整形，但不涉及根据具体配镜者所进行的校配。要使配镜者有满意的佩戴效果，须根据每一位戴镜者头部、脸部、耳部特征以及佩戴后的视觉和心理反应等因素进行眼镜的调整，称为眼镜校配。

2. 舒适眼镜的要求

合格眼镜是指严格按配镜加工单各项技术参数及要求加工制作，通过国家配装眼镜标准检测的眼镜。舒适眼镜是指配镜者佩戴时视物清晰、感觉舒服、外形美观的眼镜。眼镜校配就是把合格眼镜调整为舒适眼镜的过程。舒适眼镜的要求如下：

（1）视物清晰

眼镜的顶焦度、棱镜度正确，镜眼距约为 12 mm，眼镜倾角为 8°～15°。

（2）佩戴舒服

1）无视觉疲劳。配镜者视线与光学中心重合，散光轴位、棱镜基底方位正确，眼镜片像差小。

2）无压痛感。镜腿长度、弯曲度与双耳相配，鼻托的间距、角度与鼻梁骨相配，眼镜架的外张角、镜腿的弯曲与头形相配，耳、鼻、颞部无压痛。

（3）外形美观

眼镜架规格与脸宽相配，眼镜架色泽、形状与肤色、脸形相衬，眼镜在脸部位置合适，左右对称性好，可弥补佩戴者脸部的缺陷。

二、确定校配选项要考虑的因素

眼镜校配主要考虑影响佩戴的舒适度、稳定度与美观等因素。通常对戴镜者头部作正面、侧面的观察，听取其戴镜的感受，即根据戴镜者客观表现与戴镜者主观感觉加以分析，确定需校配的项目。确定眼镜校配的选项时，要考虑以下几方面：

1. 校配前对眼镜架各部件的对称性和稳固性进行评估，使眼镜各着力点受力均衡，使戴镜者戴镜感觉舒适。

2. 确定校配选项时要观察分析戴镜者五官和个性特征，有针对性地校配，才能使眼镜架与佩戴者相符，佩戴时产生舒适感。

3. 校配选项要根据眼镜架的各点、线、面组成的实体综合考虑，使其与脸形合为一体，协调而美观。

三、基本校配选项

眼镜的水平位置、颞距、镜腿弯点长度是眼镜校配最基本的项目。

1. 眼镜的水平位置

眼镜的水平位置校配选项确定方法，是以戴镜者的眼睛瞳孔中心为参照点，观察戴镜后眼镜水平基准连线是否处于一个水平位置，是否有一边偏高或偏低的现象，瞳孔高度（瞳高）是否位于镜圈的黄金分割线位置。

2. 眼镜颞距

眼镜颞距校配选项确定方法，是以戴镜者的颅围周长为基本参照，以眼镜腿不会紧夹头颅两侧为合适。对于颅围较大的戴镜者，可适当加大眼镜的颞距，反之可适当减小眼镜的颞距。

3. 眼镜镜腿弯点长度

眼镜的镜腿弯点长度校配选项确定方法是以戴镜者的耳根部轮廓弧度拐点为基本参照，观察戴镜后镜腿弯点的位置。如果弯点处于悬空位置，即可认定该镜腿弯点长度过长；反之，如果弯点位置不及耳根部轮廓拐点，即可认为镜腿弯点长度过短。

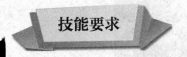

技能要求

确定眼镜的水平位置、颞距、镜腿弯点长度校配选项

一、操作准备

1. 询问戴镜者戴镜时的感觉。

2. 请戴镜者坐在一个可旋转的椅子上，操作者可观察戴镜后的状况。

二、操作步骤

1. 观察眼镜的水平位置

从戴镜者正面观察。

（1）观察眼镜水平位置

若眼镜的上缘水平切线与瞳孔中心水平线平行（见图7-1），则无须校配；若两条线不平行（见图7-2），则需要校配调整。

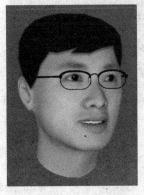
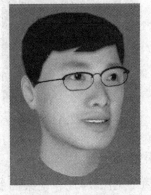

图 7-1　眼镜水平位置合适　　图 7-2　眼镜上缘水平切线与瞳孔中心水平线不平行

（2）观察眼镜的高低

眼镜虽然处于水平位置，但上缘水平切线距眼位（即瞳孔中心水平线）过低（见图7-3）或过高（见图7-4），需要校配调整。

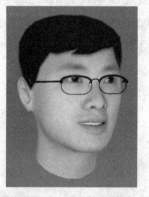 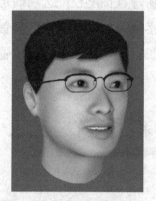

图7-3　眼镜水平位置过低　　图7-4　眼镜水平位置过高

2. 观察颞距

从戴镜者头部侧面或俯视观察。

（1）观察戴镜的颞距

能自然过渡并适合颅围是正常的镜腿颞距（见图7-5），无须校配；若眼镜镜腿之间的戴镜颞距过宽（见图7-6）或眼镜镜腿之间的戴镜颞距过窄，则需校配调整。

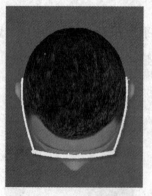 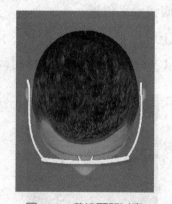

图7-5　戴镜颞距正常　　图7-6　戴镜颞距过宽

（2）观察眼镜架面弧度

镜架面翻翘（见图7-7）、镜架面变拱（见图7-8）、镜架面偏斜（见图7-9），这三种情况都需要校配调整。

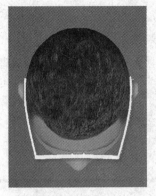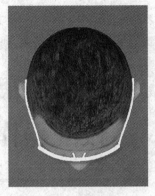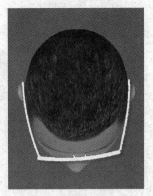

图 7-7 镜架面翻翘　　　　图 7-8 镜架面变拱　　　　图 7-9 镜架面偏斜

3. 观察镜腿弯点长度

从戴镜者头部两侧观察（必要时要拨开头发观察）两镜腿弯点长度是否合适，若镜腿弯点长度过长（见图 7-10）或镜腿弯点长度过短（见图 7-11），则需要校配调整。

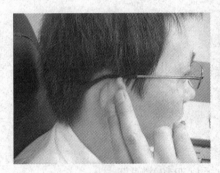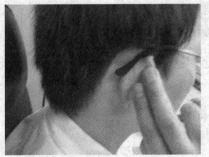

图 7-10 镜腿弯点长度过长　　　　图 7-11 镜腿弯点长度过短

三、注意事项

在校配观察过程中，切忌评论戴镜者的五官缺陷。

培训项目 2

校配操作

培训单元 1　校配塑料架眼镜的水平位置、颞距和镜腿弯点长度

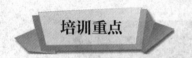

培训重点

能选用合适的工具，正确校配塑料架眼镜的水平位置、颞距和镜腿弯点长度。

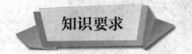

知识要求

塑料眼镜架按照材料加工工艺可分为板材架和注塑架。

板材架大部分以醋酸纤维为主要成分，混合色料、棉絮及其他纤维成分。这些原料先通过高温高压形成一定厚度的板状原材料，再通过切削与局部弯曲的工艺制作成板材架。其加工性能特点是热塑性能较好，加热整形的效果较好，但不同原材料的热性能不一，整形过程中要掌握好加热的温度和时间，避免镜架损坏。

注塑架以各种不同成分的合成树脂为原材料，合成树脂常温下呈固态颗粒状，在高温高压条件下转化成液态，注入模具中，再迅速冷却成形。其加工性能特点是材料的密度更小，有较好的弹性和尺寸稳定性，故因装配引起的镜架变形情况通常较少。同时，其可塑性较差，成形后即使加热也较难调整。

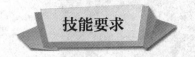

技能要求

校配塑料架眼镜的水平位置、颞距和镜腿弯点长度

一、操作准备

1. 工具：烘热器、锉刀等，如图 7-12 所示。

2. 对校配的眼镜进行外形检验，如图 7-13 所示。

（1）将眼镜平放在工作台上。

（2）检验眼镜的水平位置是否平直。

（3）检验眼镜的颞距是否对称。

（4）检验眼镜的镜腿弯点长度是否相同。

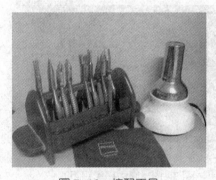

图 7-12　校配工具

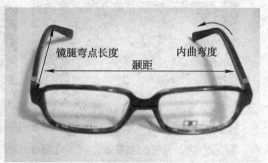

镜腿弯点长度　　内曲弯度
颞距

图 7-13　眼镜外形检验

二、操作步骤

1. 水平位置的校配调整

（1）用烘热器在眼镜桩头部位进行预加热，使该区域略有软化，如图 7-14 所示。

（2）单手平握眼镜架框缘，另一手平握镜腿向上或向下进行调整，如图 7-15 所示。

（3）如果调整的幅度较大，可在左右镜腿桩头处进行调整，如图 7-16 所示。

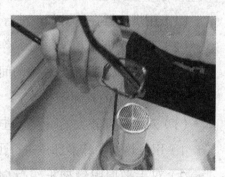

图 7-14　桩头部位预加热

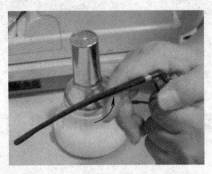
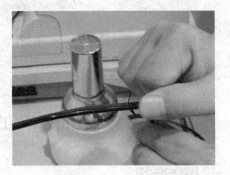

图 7-15　平握镜腿向上或向下进行调整　　　　图 7-16　在桩头处调整

2. 水平位置过高的校配调整

（1）用烘热器在眼镜架鼻梁部位进行预加热，使该区域略有软化，如图 7-17 所示。

（2）双手平握眼镜架框缘，作小范围的扭动，同时向外拉动来增大鼻梁间距（见图 7-18）。增大眼镜架鼻梁的间距，可降低眼镜的水平位置。

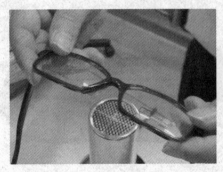
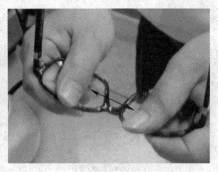

图 7-17　鼻梁间部位预加热　　　　图 7-18　增大鼻梁间距

3. 水平位置过低的校配调整

（1）用烘热器在鼻梁部位进行预加热，使该区域略有软化。

（2）双手平握眼镜架框缘，作小范围的扭动，同时向内推动来减小鼻梁间距（见图 7-19）。减小眼镜架鼻梁的间距可达到提高眼镜水平位置的效果。

4. 颞距过窄的校配调整

（1）对面弧度较大的眼镜架进行调校可采取以下操作：

1）用烘热器在鼻梁部位进行预加热，使该区域略有软化，如图 7-20 所示。

2）双手平握眼镜架框缘反向扳动，可增加眼镜架的整体颞距，如图 7-21 所示。

（2）对于面弧度不大的眼镜架，可用烘热器在桩头部位进行预加热，待该区域略有软化再作单向调整以增加颞距，如图 7-22 所示。

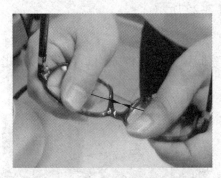

图 7-19　减小鼻梁间距

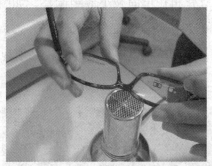

图 7-20　鼻梁部位预加热

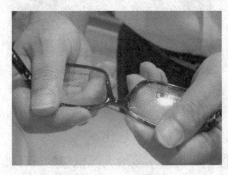

图 7-21　增大颞距

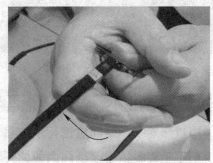

图 7-22　调整桩头部位以增大颞距

（3）需要大范围改变颞距的调整，可用锉刀在铰链接合处的镜腿根部切面部位打磨斜面角度（见图 7-23），并作抛光处理，可增加戴镜颞距。

5. 颞距过宽的校配调整

（1）对面弧度较小的眼镜架进行调校可用以下操作：

1）用烘热器在鼻梁部位进行预加热，使该区域略有软化。

2）双手平握眼镜架框缘向内扳动，以减小颞距，如图 7-24 所示。

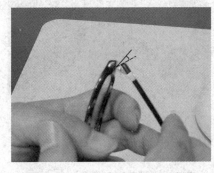

图 7-23　打磨镜腿根部切面角度

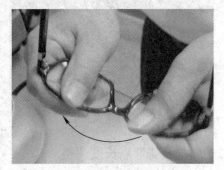

图 7-24　减小颞距

（2）对于面弧度较大的眼镜架，可用烘热器在桩头部位进行预加热，待该区域略有软化再作单向减小颞距调整，如图7-25所示。

6. 塑料眼镜架弧面的校配调整

（1）在调整眼镜颞距的同时，必须观察眼镜架的设计弧面是否变化，如图7-26所示。

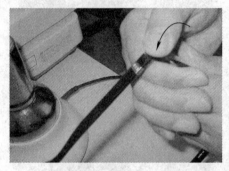
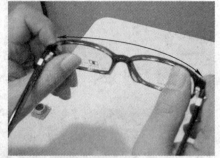

图7-25 单向减小颞距　　　　　图7-26 眼镜架的设计弧面

（2）眼镜架的设计弧面发生变化时的调整操作

1）用烘热器在鼻梁部位进行预加热，使该区域略有软化。

2）双手平握眼镜架框缘向内或向外扳动，可减小或增大眼镜架的设计弧面。

7. 镜腿弯点长度的校配调整

（1）减小镜腿弯点长度调整

1）预加热镜腿弯点部位，如图7-27所示。

2）用中指顶住所需弯点处，拇指顺势推压镜腿，即可缩短镜腿弯点长度，如图7-28所示。

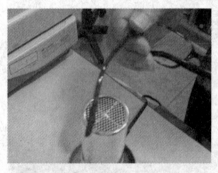
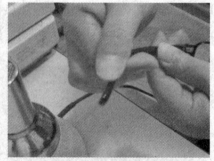

图7-27 镜腿弯点部位预加热　　　图7-28 缩短镜腿弯点长度

（2）增加镜腿弯点长度调整

1）预加热镜腿弯点部位，然后将镜腿拉直，如图7-29所示。

2）中指放在重新定位的弯点位置上，顺势推压镜腿，拉长镜腿弯点长度（见图 7-30）。

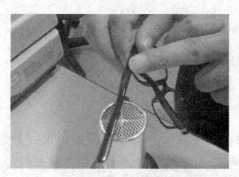 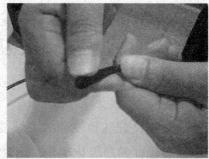

图 7-29 镜腿预加热后拉直　　　图 7-30 重新定位并拉长镜腿弯点长度

8. 镜腿尾端部内曲弧度的校配调整

在调整镜腿弯点长度的同时，根据佩戴者耳根轮廓与头部弧度调整镜腿尾端部的内曲弧度。

三、注意事项

1. 进行加热作业时，应时刻留意眼镜架的表面温度变化。

2. 当塑料眼镜架没有达到软化温度时，切忌用力扳动。

3. 加热塑料眼镜架时，需使热量慢慢渗透到内部，切忌单面烘烤作业时间过长引起材料表面起皱。

4. 烘热器需放置在较远的工作区，以防灼伤操作人员。

培训单元 2　校配金属架眼镜的水平位置、颞距和镜腿弯点长度

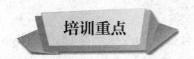
培训重点

能选用合适的工具，正确校配金属架眼镜的水平位置、颞距和镜腿弯点长度。

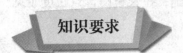
知识要求

不同金属材料具有不同的强度、弹性和密度，其切削、焊接、表面处理等加工性能也不同，这使镜架在整形时表现出不同的特点。

一、铜合金

铜合金具有良好的弹性和加工性能，因此其受外力容易变形但也容易整形。其表面因耐腐蚀性差易氧化生锈，通常都经电镀喷漆作表面处理，整形时要注意保护其表面漆层，避免留下钳痕。对鼻托支架整形时要避免焊接点受力，否则容易造成脱焊。

二、镍合金

镍合金的力学性能优于铜合金，具有更好的强度、弹性，表面耐腐蚀性好，不易生锈，焊接牢固。其受外力不易变形，整形也较铜合金难。

三、金及金合金

金不易被腐蚀氧化，有很好的延展性。制作眼镜架材料通常采用金与银、铜等的合金。金合金材料一般无需表面处理，且有一定弹性，较容易整形，用钳整形时要注意不要留有钳痕。

四、钛及钛合金

钛密度小，且具有很高的强度、耐腐蚀性和良好的可塑性。钛合金具有更优越的弹性、表面硬度及耐腐蚀性。钛及钛合金的加工技术要求较高，在整形时难度较大。

五、铝镁合金

铝镁合金的密度小，耐腐蚀性好，有一定硬度，有良好的冷成形特性，表面可处理成薄而硬的氧化层，可染成各种颜色，也不易整形。

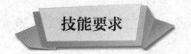

技能要求

··

校配金属架眼镜的水平位置、颞距和镜腿弯点长度

一、操作准备

各式校配钳、烘热器、镜布等。

二、操作步骤

1. 水平位置的校配调整

（1）用尖嘴钳调整单向托梗的高低位置、平衡受力点位置，如图 7-31 所示。

（2）用托叶钳调整托叶面的附着点、平衡受力面位置，如图 7-32 所示。

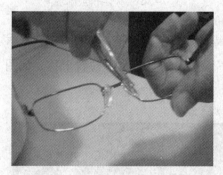
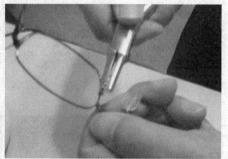

图 7-31　调整单向托梗　　　　　　图 7-32　调整托叶面

（3）用尼龙钳夹住镜腿桩头部，进行上下倾角调整，如图 7-33 所示。

2. 水平位置过高的校配调整

（1）用尖嘴钳加大托梗的间距，使眼镜水平位置下移，如图 7-34 所示。

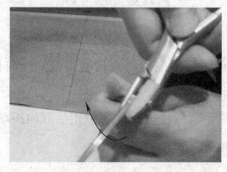
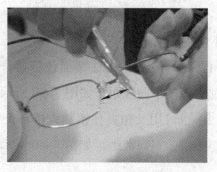

图 7-33　调整上下倾角　　　　　　图 7-34　加大托梗的间距

（2）用托叶钳加大托叶面的间距，使眼镜水平位置下移。

（3）用尼龙钳夹住镜腿桩头部，减小下倾角，使眼镜水平位置下移，如图 7-35 所示。

3. 水平位置过低的校配调整

（1）用尖嘴钳减小托梗的间距，使眼镜水平位置上移，如图 7-36 所示。

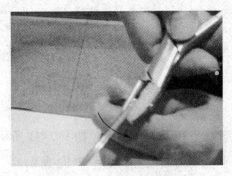
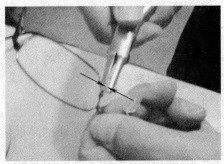

图 7-35　减小下倾角　　　　　　图 7-36　减小托梗的间距

（2）用托叶钳减小托叶面的间距，使眼镜水平位置上移，如图 7-37 所示。

（3）用尼龙钳夹住镜腿桩头部，加大下倾角，使眼镜水平位置上移，如图 7-38 所示。

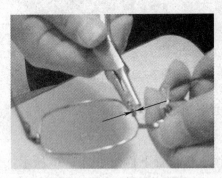
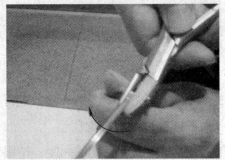

图 7-37　减小托叶面的间距　　　　图 7-38　加大下倾角

4. 颞距过窄的校配调整

（1）用一尼龙钳夹住架面铰链接合部，另一尼龙钳夹住镜腿根部反向扳动，可增加眼镜的单向颞距，如图 7-39 所示。

（2）也可用叉钳夹住镜腿铰链部，单手紧握镜框桩头部位正反双向扳动，即可调整眼镜的双向颞距，如图 7-40 所示。

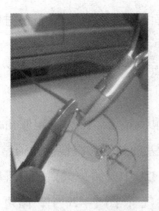

图 7-39　双钳调整颞距

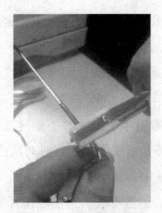

图 7-40　单钳调整颞距

5. 颞距过宽的校配调整

（1）用一尼龙钳夹住架面铰链接合部，另一尼龙钳夹住镜腿根部正向扳动，可减小眼镜的单向颞距。

（2）若镜架面弧度过平，双手平握眼镜架框缘向内扳动，即可减小眼镜的整体颞距，如图 7-41 所示。

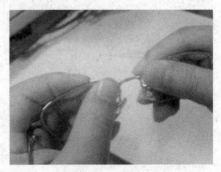

图 7-41　弧面调整

6. 金属眼镜架弧面的校配调整

（1）在调整眼镜颞距的同时，必须观察眼镜架的设计弧面是否变化。

（2）如眼镜架弧面出现变形，需在调整颞距的操作过程中调整。

7. 镜腿弯点长度的校配调整

（1）减小镜腿弯点长度的调整

1）预加热镜腿弯点部位。

2）用中指顶住重新定位弯点处，拇指顺势推压镜腿，即可缩短镜腿弯点长度。

（2）增加镜腿弯点长度的调整

1）预加热镜腿弯点部位，然后将镜腿拉直。

2）中指放在重新定位的弯点位置上，顺势推压镜腿，即可拉长镜腿弯点长度。

8. 镜腿尾端部内曲弧度的校配调整

在调整镜腿弯点长度的同时，应根据佩戴者耳根轮廓与头部弧度调整镜腿尾端部的内曲弧度。

三、注意事项

1. 校配工具须放置在顺手处。

2. 当需要用工作钳夹固眼镜架金属表面时，尽量使用镜布填衬保护，特别是高档眼镜架。

3. 对金属眼镜架的镜腿弯点长度及镜腿尾端部内曲弧度进行校配调整时，由于镜腿套有塑料套，同样需要加热处理。

4. 调整眼镜水平位置时不能过度调整眼镜倾角。因为眼镜倾角是人们眼睛向下（视线并不是水平线）视近时对所产生像差的补偿。眼镜倾角通常为 8°~15°。

图 7-42a 中，12° 倾角较为恰当；图 7-42b 中，倾角太大，眼镜底框触及面颊会引起不适，刺激皮肤，且使眼镜片易"哈气"；图 7-42c 中，倾角太小，眼镜底框远离面颊，阅读下视不佳。

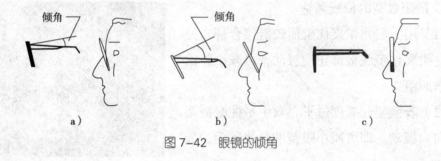

图 7-42　眼镜的倾角

思考题

1. 什么是眼镜校配？

2. 什么是舒适眼镜？其与合格眼镜有何区别？

3. 眼镜架的水平位置校配以什么参照点来观察？

4. 如何观察眼镜架面弧度？有哪几种眼镜架面弧度需要作校配调整？

5. 在调整镜腿弯点长度的同时，须根据什么调整镜腿尾端部的内曲弧度？

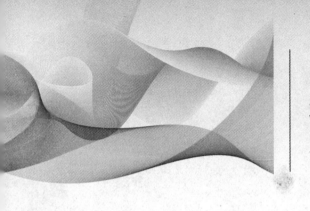

培训模块 八

设备维护

内容结构图

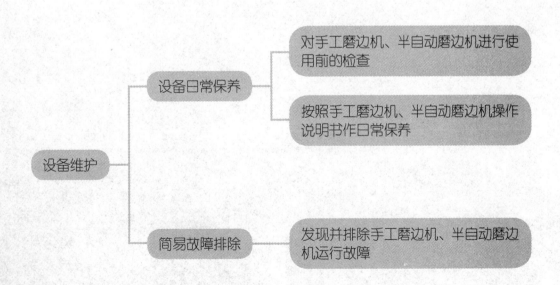

培训项目 ① 设备日常保养

培训单元 1　对手工磨边机、半自动磨边机进行使用前的检查

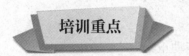

能对手工磨边机、半自动磨边机进行使用前的检查。

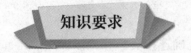

一、手工磨边机使用前的检查项目

1. 对电源进行检查。

2. 对冷却水、海绵、排水系统进行检查。

3. 对设备运行状况进行检查。

二、半自动磨边机使用前的检查项目

1. 对电源进行检查。

2. 对进排水系统进行检查。

3. 对设备运行状况进行检查。

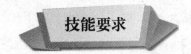

技能要求

....

对手工磨边机、半自动磨边机进行使用前的检查

一、操作准备

1. 阅读手工磨边机和半自动磨边机使用说明书，熟悉操作流程。

2. 具备安全用电及安全操作知识。

二、操作步骤

1. 手工磨边机使用前的检查

（1）检查并确认设备电源插头与交流电源插座已正确连接。

（2）清洁海绵，打开砂轮盖并将浸过水的海绵放在砂轮的上下两侧。

（3）补充冷却水槽内的冷却水，排空排水槽内的水。

（4）开启双向运行开关，确认砂轮顺转、逆转均转动正常。

（5）在砂轮转动状态下调节冷却水水量，至转动的砂轮表面处于湿润状态。但水量不要调节得太大，以免砂轮表面冷却水过多而随砂轮转动飞溅。

2. 半自动磨边机使用前的检查

（1）检查并确认设备电源插头与交流电源插座已正确连接。

（2）检查并确认进水管、排水管与设备已牢固连接。

（3）开机，检查设备自检程序是否正常通过，确认控制面板显示正常、无报警蜂鸣声。

（4）开启设备手动磨片功能，确保砂轮转动正常、无异常机械噪声、供水水泵或电磁阀工作正常、冷却水供水正常、供水管及排水管与设备连接接口处无漏水、排水系统工作正常。

....

培训单元 2 按照手工磨边机、半自动磨边机 操作说明书作日常保养

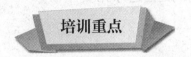

能正确按照手工磨边机、半自动磨边机操作说明书作日常保养。

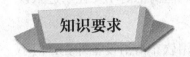

一、手工磨边机的日常保养要求

1. 确保设备置于正确的操作环境中使用。

2. 确保设备内外清洁。

3. 确保设备处于正常工作状态。

二、半自动磨边机的日常保养要求

1. 确保设备置于正确的操作环境中使用。

2. 确保设备内外清洁。

3. 确保设备处于正常工作状态。

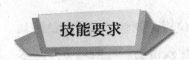

按照手工磨边机、半自动磨边机操作说明书作日常保养

一、操作准备

1. 阅读手工磨边机、半自动磨边机操作说明书中仪器保养方面的内容。

2. 具备安全用电及安全操作知识。

二、操作步骤

1. 手工磨边机日常保养

（1）设备应置于常温环境中使用，避免阳光直射。

（2）不要将设备放置于倾斜或摇晃的平面上使用。

（3）每天完成眼镜片加工后应清洗海绵，避免眼镜片材料粉尘积存在海绵里。

（4）每次磨片后及时关闭运行开关，避免设备长时间处于运行状态。

2. 半自动磨边机日常保养

（1）设备应置于常温环境中使用，避免阳光直射。

（2）不要将设备放置于倾斜或摇晃的平面上使用。

（3）每天完成加工后用清水清洁磨片室和防水盖。但清洁时不要让水进入设备内部，以免锈蚀内部零件，造成设备损坏。

（4）清洁后将眼镜片夹持轴置于完全打开状态并用软布清洁设备外壳，但不能用非中性洗涤剂或有机溶剂清洁外壳。

（5）设备不工作期间，应关闭电源，打开隔音盖、防水盖，使设备处于通风状态。

（6）每天完成加工后应更换水箱内的水并清洁水箱、过滤网和水泵，以免眼镜片残留物堵塞水管。换水时必须关闭设备电源，不要让水溅入水泵电源插头，以免引发触电事故或造成短路。

（7）严格按照半自动磨边机加工眼镜片和眼镜架的种类设定对应加工参数。

（8）禁止将玻璃或树脂眼镜片以外的物体置于砂轮上打磨，禁止将玻璃眼镜片置于树脂眼镜片砂轮上打磨，否则会损伤砂轮。

（9）除 PC 材料眼镜片外，禁止在无冷却水或水量很少的情况下进行打磨，否则会损伤砂轮和眼镜片。

（10）在磨片过程中应适当调整冷却水水量和入射位置，调整时应通过目测观察砂轮表面，同时调节水阀直至砂轮表面刚好无眼镜片残留物。一般调节冷却水管方向使冷却水入射位置在切削点上方 6 ~ 12 mm 为佳，水量过大或入射角度不佳均会导致冷却水飞溅。

（11）在磨片过程中禁止对设备机头位置施加外部压力，否则可能会导致设备故障。

（12）砂轮在工作一段时间或完成一定加工量（一般为 1 000 片左右）后通常会出现磨片速度下降且切削噪声增大的现象。为恢复砂轮性能，应用砂轮修整条

（简称砂条，国内又称油石）对砂轮进行修整，具体步骤如下：

1）根据所要修整的砂轮型号，按操作说明书选择相应标号的砂条。

2）将砂条完全浸入水中 2 ~ 3 min。

3）打开设备电源，将机头架起至砂轮修整位。

4）开启手动磨片程序，当砂轮转动并出水后，关闭程序。

5）利用砂轮转动的惯性，将砂条紧贴住需要修整的砂轮面，直至砂轮转动停止。不同功能的砂轮，其修整面也各不相同，要严格按照说明书进行作业。砂轮修整作业如图 8-1 所示。

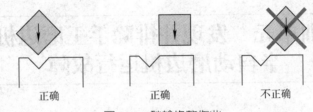

正确　　　　　　正确　　　　　　不正确

图 8-1　砂轮修整作业

①禁止使用标号不符的砂条修整砂轮，以免对砂轮造成不可修复的损害。

②打磨树脂眼镜片的砂轮通常不需要进行修整。

③砂轮修整过程中不要用手接触正在旋转的砂轮，也不要使用太短的砂条修整砂轮，以免发生事故。

④对于已出现明显凹陷的砂轮，其修整效果会下降，必要时应更换砂轮。

6）重复砂轮修整操作 4 ~ 5 次至修整完成。

7）完成修整后将机头回复正常位置，关闭电源，清洁磨片室中的砂条残留物。

（13）定期检查吸盘和防磨垫，发现磨损应及时更换。使用已磨损的吸盘会造成眼镜片与吸盘定位偏移，使用已磨损的防磨垫会造成眼镜片在打磨过程中发生内表面损伤。

（14）定期检查电源线及进排水管是否连接牢固。

（15）设备电路必须有效接地，不正确的接地可能会导致机身漏电，造成人身伤害，并且电路的抗干扰性能也可能会降低。

培训项目 2

简易故障排除

培训单元　发现并排除手工磨边机、半自动磨边机运行故障

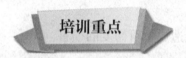

培训重点

能及时发现并排除手工磨边机、半自动磨边机的运行故障。

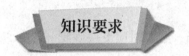

知识要求

手工磨边机常见运行故障及排除方法见表 8-1，半自动磨边机常见运行故障及排除方法见表 8-2。

表 8-1　手工磨边机常见运行故障及排除方法

故障现象	故障原因	排除方法
砂轮不转	电源线没有正确连接	正确连接电源线
	电源熔丝损坏	①按照仪器标牌和说明书，选择相同规格的熔丝 ②将电源线从电源插座上拔下 ③打开设备上的熔丝盒，更换已损坏的熔丝 ④将熔丝盒插回设备，插上电源线，开机
	砂轮传动带断	①将电源线从电源插座上拔下 ②打开外壳上的传动带盖板

故障现象	故障原因	排除方法
砂轮不转	砂轮传动带断	③取出已损坏的传动带，并用干布清洁电动机和砂轮轴上的带轮 ④装上新传动带。传动带先从电动机一侧带轮装入，用手转动电动机侧带轮并将传动带推入砂轮轴的带轮中。用手转动砂轮，观察传动带是否正确装入带轮，有无松脱现象 ⑤盖上传动带盖板，插上电源线，开机试运行
砂轮表面没有冷却水	冷却水槽内没有冷却水	补充冷却水槽中的冷却水
	冷却水水量调节钮调在关闭位置或调节钮处的水管堵塞	①旋转水量调节钮，调节水量至合适大小 ②拧下水量调节钮前端，疏通堵塞物后，装回并调节水量至合适大小
	海绵太脏或老化	①用清水将海绵洗净 ②更换已老化的海绵
砂轮表面粗糙	砂轮表面需要修整	①根据所要修整的砂轮型号，按操作说明书选择相应标号的砂条 ②将砂条完全浸入水中 2~3 min ③开启运行开关，待砂轮完全转动后关闭运行开关 ④利用砂轮转动的惯性，将砂条紧贴住需要修整的砂轮面，直至砂轮停止转动 ⑤重复砂轮修整步骤 4~5 次，砂轮修整应用很轻的力量，以免损伤砂轮
	砂轮老化	①检查砂轮是否老化，老化的砂轮一般会出现凹陷 ②更换砂轮时先将电源线从电源插座上拔下 ③打开砂轮罩并取出海绵，一手握住砂轮，另一只手用外六角扳手将固定在砂轮轴上的螺钉拧开取下。因砂轮边缘比较锋利，手握砂轮时可戴手套或用布裹住砂轮，以免划伤手 ④平推砂轮，将砂轮从砂轮轴上取下 ⑤用干净的干布清洁砂轮轴，并抹上 1~2 滴机油 ⑥将新砂轮平推装入砂轮轴，装上螺钉并拧紧 ⑦装上海绵后盖上砂轮罩，插上电源线，开机试运行

表8–2　半自动磨边机常见运行故障及排除方法

故障现象	故障原因	排除方法
开机无自检、无显示	电源线没有正确连接	正确连接电源线
	电源熔丝损坏	①按照仪器标牌和说明书，选择相同规格的熔丝 ②将电源线从电源插座上拔下 电源线 ③打开设备上的熔丝盒，更换已损坏的熔丝 设备上的熔丝盒 更换已损坏的熔丝

续表

故障现象	故障原因	排除方法
开机无自检、无显示	电源熔丝损坏	④将熔丝盒插回设备，插上电源线，开机试运行 将熔丝盒插回设备
冷却水管不出水或出水量很小	水泵或电磁阀电源没有连接	正确连接水泵或电磁阀的电源线
	水泵或电磁阀没有工作	①从设备相应的插座上拔下水泵的电源线 ②拔下连接水泵的进水管 ③更换新水泵，并接上水管、电源 ④关闭电磁阀 ⑤从设备相应的插座上拔下电磁阀的电源线 ⑥拔下连接电磁阀的进出水管 ⑦更换新电磁阀，并接上水管、电源。要确保水管与水泵或电磁阀之间的连接牢固，必要时应使用锁紧箍夹紧
	出水管堵塞	①拔下出水管（通常该部件被设计为可拆卸式） ②疏通管内堵塞物 ③装回出水管，调节出水角度至合适
	外部水压不够	①使用电磁阀供水的系统可通过调节外部水阀提高供水水压 ②在外部水压偏低的情况下，可考虑使用水泵供水或加装增压泵解决

故障现象	故障原因	排除方法
磨片尺寸出现较大偏差	模板制作尺寸偏差	①按操作说明书，将随机附件中的标准器放置在设备的相应位置 随机附件中的标准器 ②按组合按键开机进入砂轮参数校正程序 进入砂轮参数校正程序 ③按说明提示逐一校正每个砂轮参数（通常参数会自动记忆） ④校正程序完成后，重启设备，磨片确认校正结果 磨片确认校正结果
	砂轮磨损	①通过检查确定砂轮是否老化，老化的砂轮一般会出现凹陷现象 ②更换砂轮时先将电源线从电源插座上拔下 ③打开砂轮罩，一只手用外六角扳手套住砂轮定位螺钉，另一只手将内六角扳手放入砂轮固定螺钉，双手反向用力拧开并取下螺钉，小心平移取下砂轮，拆卸砂轮时应注意不要碰伤手 ④用洁净的干布清洁砂轮轴，并抹上1~2滴机油 ⑤将新砂轮平推装入砂轮轴，装上螺钉并拧紧。某些品牌的砂轮有动平衡转向标志，安装时应与砂轮转向一致 ⑥盖上砂轮罩，插上电源线，开机试磨

故障现象	故障原因	排除方法
尖边加工比例不佳	设备水平未调整好	①调整设备水平（半自动磨边机多采用尖边自由加工方式设计，设备水平安置情况直接影响最终加工件的质量） ②只装模板不放眼镜片，开机并启动磨片程序，待机头移至加工位置后直接关闭电源 ③左右推动机头同时调节设备底部支承脚的高度，直至机头无侧滑现象 ④开机使机头复位 开机使机头复位
	尖边V形砂轮切削力下降	修整尖边V形砂轮： ①根据所要修整的砂轮型号，按操作说明书选择相应标号的砂条 ②将砂条完全浸入水中 2~3 min ③打开设备电源，将机头架起至砂轮修整位 ④开启手动磨片程序，当砂轮转动并出水后，关闭手动程序 ⑤利用砂轮转动的惯性，将砂条紧贴住需要修整的砂轮面，直至砂轮停止转动。V形砂轮的V形两侧应分别修整，V形左侧通常不需要或者极少需要修整 ⑥重复砂轮修整步骤4~5次 ⑦完成修整后将机头还原至正常位置，关闭电源，清洁磨片室中的砂条残留物 砂轮参数校正： ①按操作说明书，将设备随机附件中的标准模拟模板和模拟眼镜片放置在设备的相应位置 ②按组合按键开机进入砂轮参数校正程序 ③按说明提示逐一校正每个砂轮参数（通常参数会自动记忆） ④校正程序完成后，重启设备，进行试磨确认校正结果
	尖边V形砂轮老化	①老化的砂轮一般会出现凹陷，用砂轮修整也无效果 ②更换砂轮时应先将电源线从电源插座上拔下 ③打开砂轮罩，一只手用外六角扳手套住砂轮定位螺钉，另一只手将内六角扳手放入砂轮固定螺钉，双手反向用力拧动并取下螺钉，然后小心平移并取下砂轮

续表

故障现象	故障原因	排除方法
尖边加工比例不佳	尖边V形砂轮老化	④用洁净的干布清洁砂轮轴，并抹上1～2滴机油 ⑤将新砂轮平推装入砂轮轴，通常V形砂轮的V形两侧并不对称，所以砂轮不可反向安装。然后装上螺钉并拧紧 ⑥盖上砂轮罩，插上电源线，开机试磨确认校正结果
加工后的眼镜片出现轻微柱镜轴向偏差	使用已老化的吸盘	更换已老化的吸盘
	使用已老化的防磨垫	更换已老化的防磨垫
	眼镜片夹紧手柄未夹紧	夹紧手柄

 相关链接

安全生产知识

1. 不正确的接地会导致机身漏电，造成人身伤害。

2. 更换熔丝时必须拔掉电源线。

3. 磨边机换水时必须关闭设备电源，不要让水溅入水泵电源插头，以免引发触电事故或造成短路。

4. 不要碰触设备上任何正在工作的部件。

5. 不要用手接触正在旋转的砂轮。

6. 在未得到制造商许可的情况下，不要擅自拆卸设备进行修理。

思考题

1. 当半自动磨边机无自检、无显示时，应该按哪些步骤进行检查？
2. 简述修整砂轮的注意事项。
3. 更换砂轮的具体步骤是什么？
4. 简述半自动磨边机日常保养操作的重要性。